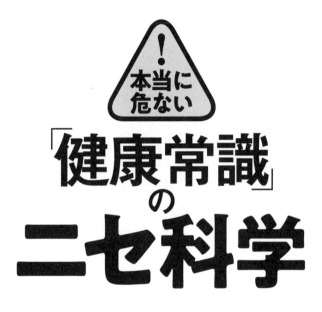

本当に危ない

「健康常識」のニセ科学

左巻健男
Takeo Samaki

きずな出版

はじめに

テレビ番組を見ていると、健康によいとかアンチエイジングできるとかダイエットできるとかのサプリメントなど、「いわゆる健康食品」（以下健康食品・サプリ）の宣伝が花盛りです。

健康食品・サプリは、現代人の「健康になりたい」「病気になりたくない」「若く見られたい」などの健康志向があり、健康不安があるなかで、売り上げを伸ばしています。

宣伝を見ると、それさえ摂れば健康になるかのようなイメージが体験談をメインに、これでもかというほどあふれています。

健康食品・サプリを摂ろうとする気持ちには、単に「健康になりたい」というだけではなく、「少しでもまわりの人に先んじて自分は健康になりたい」「まわりの人に〝元気ね〟といわれたい」「まわりの人に〝若いね〟といわれたい」などの、ある種の健康競争へ入っているということはないでしょうか。

もしかしたら、「健康になりたい」と思って摂っているその健康食品・サプリで不健康への道を歩んでいるかもしれません。

そのことを最近露わにしたのは、小林製薬の紅麹サプリ死亡事件でした。私は、この事件を特集する週刊誌四誌からコメントを求められました。

たとえば、週刊文春二〇二四年四月一一日号の「医師&専門家が警鐘　危ないサプリ」という三ページの特集記事に、『病気になるサプリ　危険な健康食品』の著者がある元法政大学生命科学部教授で東京大学非常勤講師の左巻健男氏」として数カ所にコメントしました。

私は、健康食品・サプリについての専門家なのです。もっと広くは、理科教育、また理科教育を土台にしての科学コミュニケーションの専門家です。科学コミュニケーションの専門家の一人として、専門家と一般の人をつなぐ役割を担おうとしてきました。それは、一般の人の科学リテラシーの育成を進めたいということでもあります。その一環で、科学の専門家かから見て科学ではないのに、「科学っぽい装いをしている」あるいは「科学のように見える」にもかかわらず、科学とはよべない「ニセ科学」（疑似科学やエセ科学ともいわれる）に警鐘をならしてきました。

現代の変動の激しい高度知識社会で必要とされる知識は、理科の関係では、科学リテラシーといわれます。リテラシーというのは、もともと「言語の読み書き能力」でしたが、基礎的な科学知識の重要になった現代にあって、科学リテラシーが誰もが身につけてほしい科学を読み解く能力として登場してきました。そこで、私は、現代では、「読み・書き・そろばん」

だけでは不足だと考えて、「読み・書き・そろばん・サイエンス」を主張しています。そんなことからニセ科学も研究対象にして、大人のための理科の季刊雑誌『RikaTan』(理科の探検)誌を仲間と共に発行したり本を書いたりしてきました。

本書は、『RikaTan』誌で扱った内容をもとにしています。

ニセ科学は、とくに健康と食で世を惑わしています。健康食品・サプリについての判断のもとは、かなりいい加減な、科学的・医学的にはおかしげな知識や情報であることが多いようです。多くの人が安易に健康食品・サプリに飛びついていることに危惧を感じてきました。

たとえばダイエットの器具やサプリ……。

運動の器具は、継続して運動するなら一定の効果はあるでしょう。しかし、すぐに飽きて持ち腐れになっている器具は多いようです。

ダイエットサプリで、次のような宣伝文句が、不当な表示とみなされて消費者庁から不当景品類及び不当表示防止法(景品表示法)による行政処分を受けています。

＊決して食事制限はしないでください。この○○が恐ろしいまでにあなたのムダを強力サポート／＊食べたカロリー・溜まったカロリーなかったことに……／＊もうリバウンドしない

『理想の姿』になりたい!!／＊私たちはたった1粒飲んで楽ヤセしました!!／＊寝ている間に勝手にダイエット!?／＊寝る前に飲むだけで努力なし!?／＊えっ!? 普段の食事のままで……!／＊カロリーを気にしないって幸せ!

しかし、他のダイエットサプリや健康にいいとするサプリも大同小異のようです。以上のような直接的に大げさに効果を述べることはしなくても、ぎりぎり薬機法（医薬品、医療機器等の品質、有効性及び安全性の確保等に関する法律）や景品表示法に違反しないレベルで、そのサプリを摂取しただけで痩せる、健康にいいかのように思い込んでしまう人が多くなるような宣伝がなされています。

ダイエットも、もっとも基本的な食生活の改善や適度な運動はしないで、「これさえ摂れば健康的に痩せることができる」などという健康食品・サプリはありません。宣伝で、実際にやってみたら効果があったことを示しながら、決まって画面の下や横には小さく「これは個人の感想です」、ダイエットの器具やサプリでは「並行して適切な運動と食事制限を行なっています」の文字……。

本書で、とくに健康と食について、ちょっと立ち止まって考えるときの基本的な知識や情報をやさしくわかりやすく示してみようと思います。

Contents

第2章 「いい水」のニセ科学

Contents

第3章 体の中のニセ科学

Contents

第4章 民間療法のニセ科学

第5章 がん治療のニセ科学

Contents

第6章 アンチエイジングのニセ科学

第7章 脳のニセ科学

Contents

第1章

テーブルの上のニセ科学

機能性表示食品は

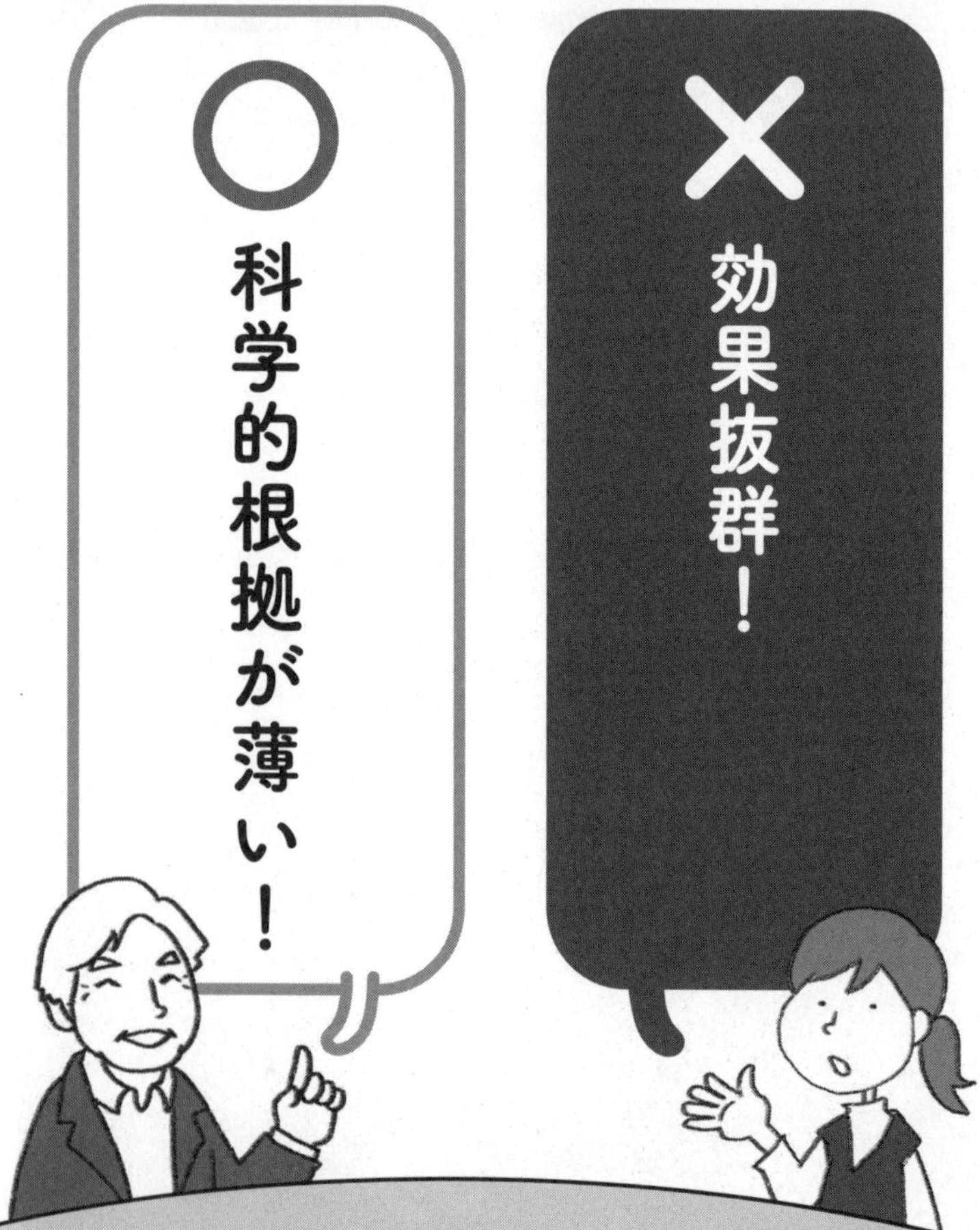

？ 「体脂肪を減らす」・「便通を改善」・「睡眠改善」・「膝関節の悩み解消」・「記憶力を高める」・「歩く力を維持する」などなど、いろいろな効果があるのでは？

！ 東京弁護士会では、科学的根拠が不十分であると、制度の欠陥を訴えています。また日本薬剤師会も、機能性表示食品の効果を過信しないよう警鐘を鳴らしています！

機能性表示食品とは

食品には、一般食品と機能性表示食品があります。事業者責任で、安全性や機能性の根拠についての情報などを消費者庁長官に届け、受理されると、「機能性表示食品」として販売することができます。「機能性表示食品」は、届け出の際、臨床試験や機能性関与成分に関する論文や文献調査、さらに消費者庁の許可も、必要とされていません。

「記憶力向上効果が半端ないドリンク」「血圧が高めな方向けのタブレット」など、健康ブームに乗った商品が多数ありますが、これらは機能性表示食品に分類されています。表示には、健康の指標の維持や改善に役立つことを連想させる「血圧が高めの方に」とか「体に脂肪がつきにくい」などの表現が許可されています。ただし「花粉症が治ります」というように、病気の治療効果を暗示するような表現は許可されていません。

二〇二一年九月末現在、「機能性表示食品」は四四一五件の届け出があり、一九〇〇件以上が商品化され、スーパーやコンビニなどで、手軽に購入できます。

☑効果についての科学的根拠

私たちが食べたり飲んだりするもののうち、医薬品以外のものは法的にはすべて食品です。医薬品なのか食品なのかという判断は、厚生労働省が決めています。厚生労働省が医薬品の範囲を定め、それ以外が食品ということになるのです。これを食薬区分といいます。

機能性表示食品は、法的にはあくまで食品のなかまであって医薬品ではないので、有効性の科学的な根拠がなくても、販売できます。また医薬品と違い、品質の均一性・再現性・客観性・純度なども保証されていません。

二〇二〇年一月六日付の農業協同組合新聞WEB版に「長野県のJA中野市は、全国初となる生鮮キノコ（エノキタケ）と生鮮ブドウ（ナガノパープル）の〝機能性表示食品〟の届出が消費者庁に受理され、一二月から表示が入ったパッケージでの販売を開始した」という記事が掲載されました。受理された内容は、エノキタケとナガノパープルには〝血圧降下作用〟のある「GABA」が含まれているというものですが、採取地や栽培条件・収穫時期・成長の度合いなどによって、成分に差が出る可能性は否定できません。

医薬品に課せられる厳しい承認・許可制度

一方、医薬品は「○○によい」と効能効果を表示することができるかわりに、厳しい規制を受けます。その品質、有効性、安全性の確保のために、承認・許可制度をはじめとしたさまざまな規制があり、許可がないままに「医薬品」に該当するものを製造・輸入・販売することは禁止されています。機能性表示食品に、医薬品に該当する成分を配合したり、医薬品と紛らわしい効能などの表示・広告を行ったりすると薬機法（旧薬事法）に違反することになります。こうした事情から、機能性表示食品は法律に抵触しないよう、あいまいな広告しか出せないのです。

体験談を真に受けない

機能性表示食品やサプリを購入する動機は、テレビなどメディアの宣伝以外に友人・知人からの口コミがあります。「これを食べたら膝の調子がよくなった」とか「よく眠れるようになった」「お腹の調子がよくなった」といった知人の体験談は、聞く人に強い影響を与えますが、医師の治療や日ごろの生活の改善などによるものだったかもしれません。

オーガニックな農産物は

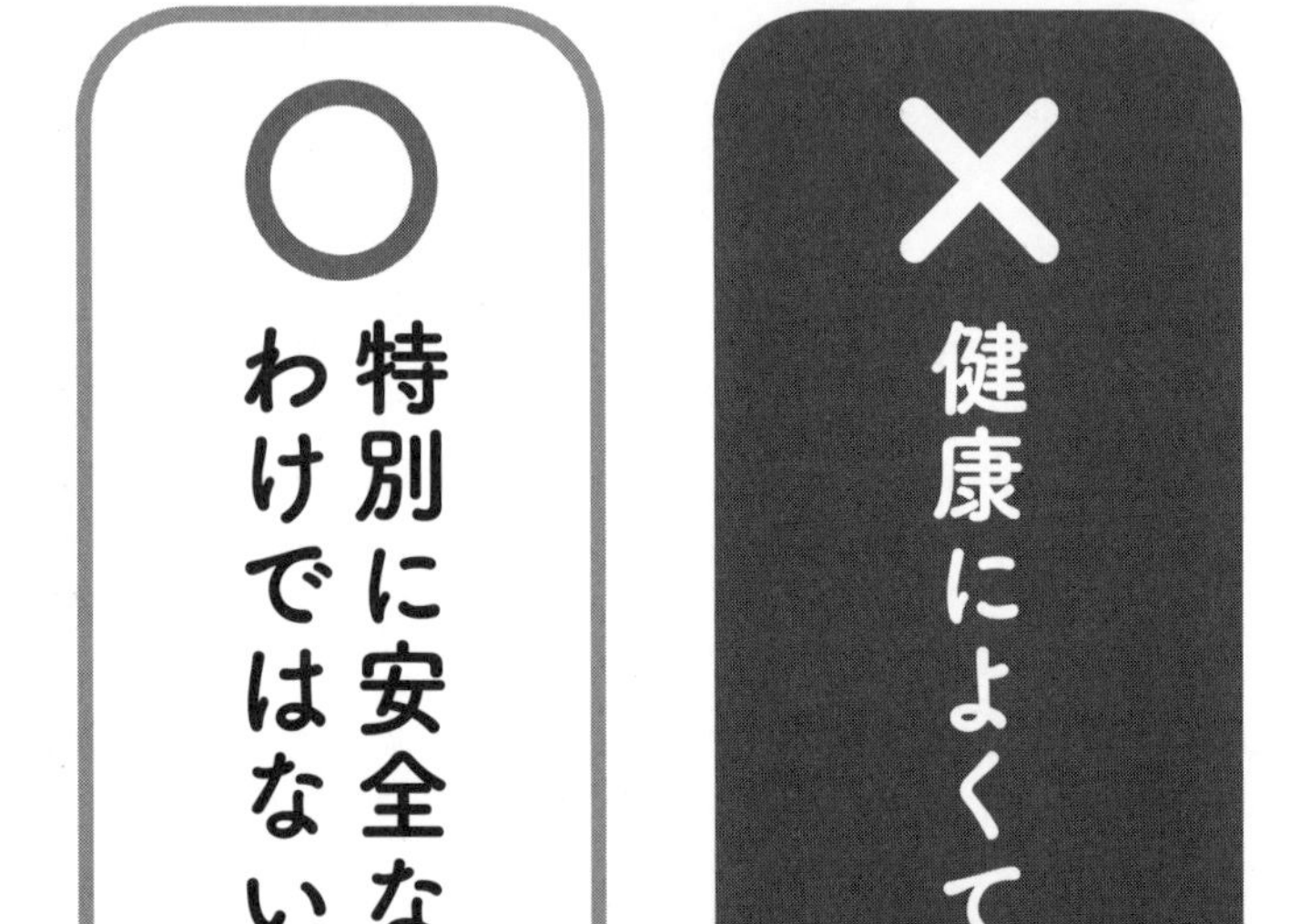

×
健康によくて安全！
○
特別に安全なわけではない！

? 農薬や化学肥料を使って作られた農産物は、有害なのではありませんか？

! ①栄養成分については、ほとんど差がない。②残留農薬のうち、殺虫剤については慣行栽培による農作物がやや高濃度だったものの、その濃度は危険だと判断される濃度よりも桁違いに低いのです。

豊かな作物は、化学肥料と農薬の開発によってもたらされた

人類が農耕をはじめたのは、今からおよそ一万四千年前と考えられています。人々は作物が豊かに実るよう土を耕し雑草を抜き、家畜の糞や人糞などの肥料（有機肥料）を施しました。まさに化学肥料も農薬も使わない有機（オーガニック）農法が、人類の歴史において、実に長い間続けられてきたのです。

植物の成長に特に必要とされる窒素（N）・リン（P）・カリウム（K）は植物が生長すると多量に必要とされますが、土の中で不足しやすい物質です。これらを補うために人々は家畜の糞や人糞を使ってきました。

一九〇九年、ドイツのフリッツ・ハーバーは空気中に無尽蔵に存在する窒素ガスからアンモニアを合成する実験に成功します。その後、この方法を改良し、アンモニアの大量生産に成功したのが、ドイツの化学者カール・ボッシュでした。こうしてアンモニアから窒素肥料がつくられ、リン鉱石に硫酸を作用させて作られたリン酸肥料やカリ鉱石から取り出された塩化カリウムなどのカリ肥料とともに、化学肥料として、世界中で使われるようになりました。安価で品質が安定し速効性があること、また臭いが少なく虫も湧きにくい化学肥料は、瞬く間に世界中に広がっていきました。

農業では特定の作物を単一栽培するため病害虫が発生しやすいので、人が手をかけないと収量や品質が維持できません。そこで病害虫から作物を守ったり、雑草を除去するのに必要とされるのが農薬です。

一九三八年にスイスでＤＤＴが、一九四一年から一九四二年にかけてフランスとイギリスでＢＨＣが、一九四四年にはドイツでパラチオンが発見されました。日本では第二次世界大戦後（一九五〇年代）、こうした農薬が広く使われるようになりました。化学肥料と農薬の使用によって、作物の収穫量は飛躍的に増大しました。

『沈黙の春』の衝撃と農薬の改良

一九六二年、米国の生物学者レイチェル・カーソンの『沈黙の春』が出版されました。この本は、ＤＤＴなどの化学合成農薬による環境汚染の重大性について、警告を発したものでした。

日本でもＤＤＴは、戦後、稲の大害虫であったニカメイチュウや果樹・野菜の害虫の防除に広く使用されたのですが、非常に分解されにくく、魚類や鳥類などに悪影響を及ぼすことがわかったため、一九七一年に販売が禁止されました。「有機農法」が考えられるようになったのも、この頃からです。以来、分解されやすく、生物にも悪影響の少ない農薬の改良が重ねられて、現在に至っています。

有機農産物は栄養にすぐれているか？　健康によいか？

では、適切に化学肥料や農薬を使った慣行農法の農作物と比べて、有機農産物は安全という点で優れているのでしょうか？

わが国でＪＡＳ（日本農林規格）法にもとづいた有機農産物認証表示制度で「有機農産物」といえる農作物は、使える農薬がたくさんあります。その中には毒性が強い農薬も混じっています。たとえば硫酸銅は法的には「劇物」として扱われていて、魚毒性が強い物質です。

このような農薬を使っても「有機農産物」といえます。「なぜ有機農産物をつくっているの？」に対して「高く売れるから」としている生産者もいます。有機農法、慣行農法の農産物にこだわらず、おいしい、安全なものを目指している生産者を見極めたいものです。

無添加食品は

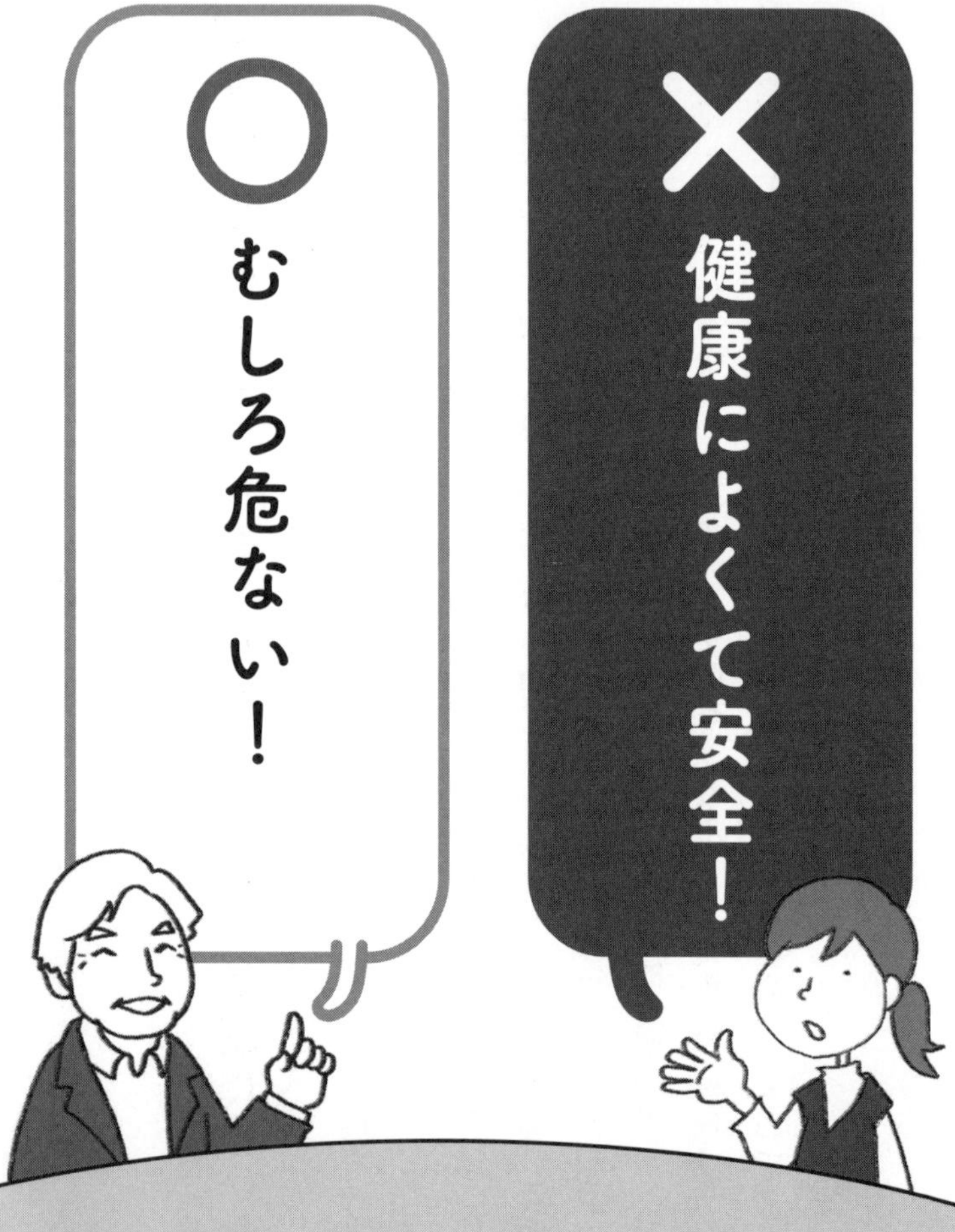

？ 「無添加」または「保存料不使用」なら「体にいい食品」「安全な食品」だと思っていたのですが……。

！ 天然物でも、以下の４つのリスクがあります。①有毒化学物質（フグ・野草・果実の種子など）、②食中毒（カキなど）、③ヒ素やカドミウム、水銀（米や魚など）、④アレルギー（小麦・卵・落花生など）です。

危険だと言われる食品添加物、本当に危険なの？

危険な添加物としてよく取り上げられるものに保存料のソルビン酸があります。ソルビン酸には殺菌剤のような強力な抗菌力はありませんが、カビや細菌の増殖を抑える働きがあります。

天然のソルビン酸は、まだ成熟していないナナカマドの果汁中に見られます。ナナカマドの学名Sorbuscommixta（ソルブスコンミクスタ）が、ソルビン酸の名前の由来です。ソルビン酸はチーズ、かまぼこ、ジャム、つくだ煮、ケチャップなど、多くの食品に使われています。

人が一生涯にわたって毎日摂取し続けても健康への悪影響がないと考えられる一日当たりの食品添加物の摂取量をＡＤＩ（許容一日摂取量）と言います。ＡＤＩは「Acceptable Daily Intake」の略です。

ラットやマウスなどの動物実験で、食品安全委員会や国際的な機関が無害と確かめた量の一〇〇分の一の量になっています。ソルビン酸のＡＤＩは二五mg／kg（体重／日）です。体重六〇kgの人なら一・五gになります。たとえばチーズに使用できるソルビン酸の最大使用量はチーズ一kg当たり三・五gなので、ソルビン酸が最大使用量添加されているチーズを毎日五〇g食べ続けても、健康への悪影響を心配する必要はないでしょう。

食品添加物バッシングでソルビン酸が嫌われたために、メーカーは「保存料」と名の付かないアミノ酸の一種グリシンや酸味料の酢酸ナトリウムを用いるようになっています。

これらはカビや細菌の増殖を抑える効果が弱いので、メーカーとしては多量に添加せざるを得ません。そのため味が落ちるだけでなく保存期間が短くなり、廃棄率が高まっていると言われています。（松永和紀著『メディア・バイアス　あやしい健康情報とニセ科学』一二三ページ、光文社新書）

「無添加」をうたい文句にしている商品は、本当に安全か？

昔と違って、今私たちが口にしている食品は、低塩分や低糖度のものが多いので、微生物が繁殖しやすいのです。ですから低塩分、低糖度のまま無添加にしてしまうと、雑菌が繁殖して日持ちが悪くなります。

実は、食品の安全でもっとも重視しなくてはならないのは「食中毒を防ぐ」ことです。厚生労働省の統計（食中毒発生状況）によると、直近五年間の食中毒発生件数は変動があるものの、七〇〇〜一四〇〇件の幅で推移しており、二〇二三年の食中毒は一〇二一件（患者：一一八〇三人）と報告されています。

ただし実際に報告されているのは氷山の一角でしょう。この食中毒の統計は、患者を診断した医師が保健所に報告し、さらに保健所から都道府県の衛生部、衛生部から厚労省へと報告されたものをまとめたものです。医師にかからない人がいたり、かかったとしても医師が保健所に報告しなければ統計には上がってきません。

米国では積極的な疫学調査が行われていて、食中毒の発生状況が推定されています。これによれば、年間六五〇〇万人〜三三〇〇万人と推測されています。米国の人口は日本のほぼ倍なので、日本の患者数は米国の半分程度と推測できます。大雑把に年に一〇〇〇万人と考えても大げさではないでしょう。

保存料がなければ、食品は腐敗しやすくなり、O157、ビブリオ腸炎、サルモネラ菌などによる食中毒が多発することになります。

白砂糖は

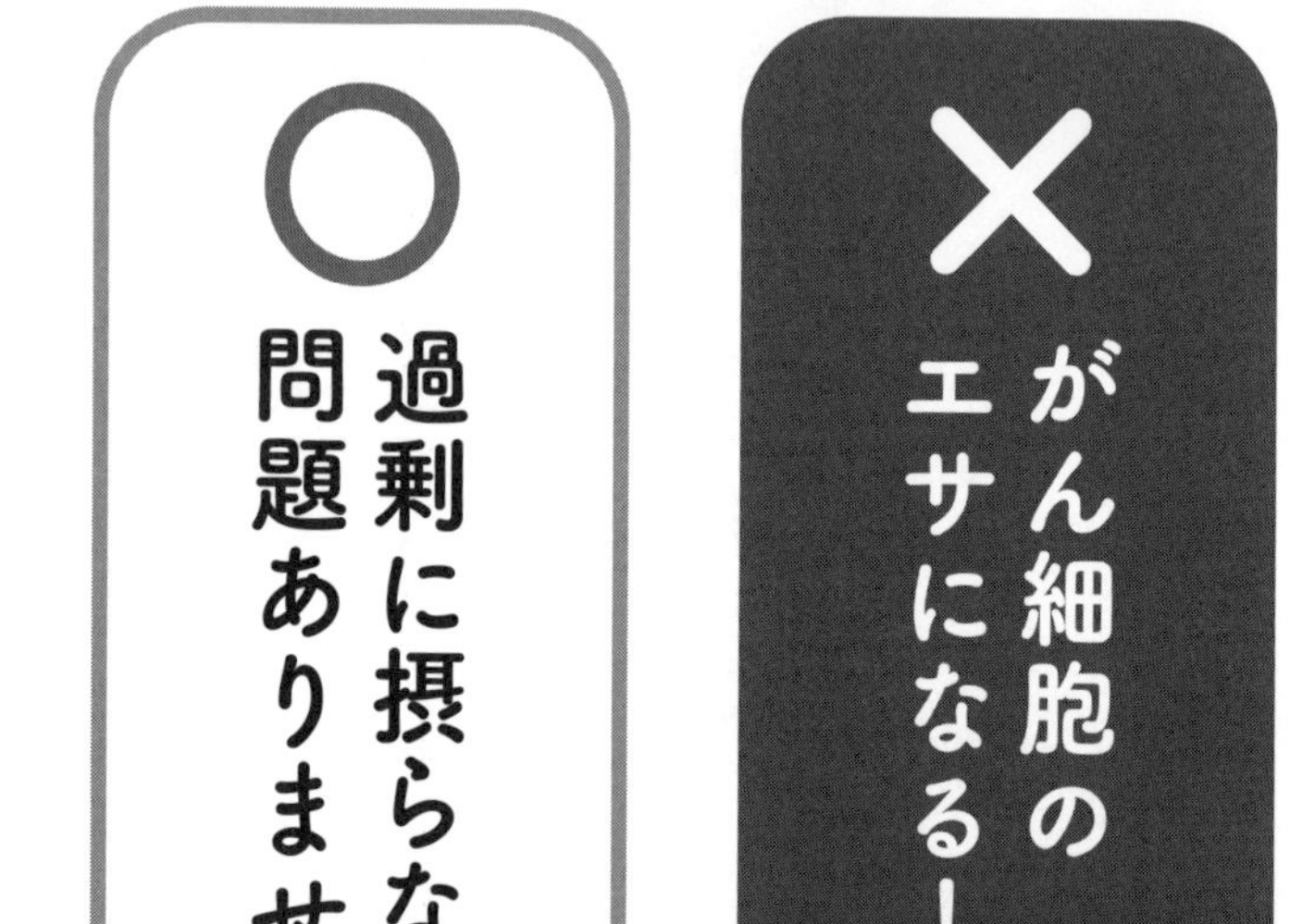
×
がん細胞のエサになる！
○
過剰に摂らなければ、問題ありません

? 白砂糖はがんの増殖を早める可能性があるから、がん患者は白砂糖を摂取すべきではないと聞きました。白砂糖よりも、漂白されていない黒砂糖の方が、体にいいのではありませんか？

! 砂糖が白いのは漂白しているからではありません。砂糖の結晶は、もともと無色透明です。砕いた氷や雪と同じように、結晶の粒が小さくなると、光の乱反射によって白く見えるのです。

がんになったら白砂糖はやめるべき？

「糖は、がん細胞のエサになるから、がん患者は精製された白砂糖ではなく、精製されていない黒砂糖を摂った方がよい」と言う人がいます。精製された白砂糖は、ほぼ一〇〇％糖質です。他方、黒砂糖の糖質の量は約九〇％で、その分何が増えているのかというと、カリウム・マグネシウム・鉄・亜鉛・銅などのミネラル類と、ビタミンB_1、B_2、ナイアシン、B_6、パントテン酸、ビオチンといったビタミン類です。

ただし黒砂糖に含まれるビタミンやミネラルの量は、黒砂糖一〇〇g中にビタミンB_6は〇・〇〇七g、カリウム一・一g、カルシウム〇・二四gという具合にきわめて微量です。ですから、ビタミンやミネラルを摂るのなら、野菜や果物や海藻類などを食べる方がずっと効率的です。

白砂糖と黒砂糖の違いは「感じる甘みの違い」や「色合いの違い」でしかありません。また「糖は、がん細胞のエサになる」という説に、科学的な根拠はありません。早期緩和ケア大津秀一クリニック院長によれば、現在「糖がもっぱらがんの栄養となり、その進行を早める」ことは確認されておらず、糖質制限などの食事療法ががん治療にプラスになるという臨床的な効果も、二〇二三年末現在、まだ見つかっていないということです。

砂糖は虫歯の原因になる？

虫歯の最大の原因は、細菌のミュータンス菌（ストレプトコッカス・ミュータンス）です。歯の表面に付着した細菌は放置しておくと倍々ゲームで増えていきます。しかし、ていねいに歯磨きをすれば除去できます。

細菌は酵素を使って、食べ物などによって取り込まれた糖質（でんぷんや砂糖など炭水化物）を分解し、有機酸という酸をつくり出します。この酸が歯を溶かすこと（脱灰）によって、虫歯になるのです。つまり、砂糖は虫歯の一因ではありますが、砂糖を避けても虫歯の一番の原因は取り除けません。

コーラで、歯や骨が溶ける？

抜歯した歯をコーラ飲料や酸っぱみのある清涼飲料水につけておくと脱灰が起こり、やわらかくなります。これはコーラ飲料にはリン酸、酸っぱみのある清涼飲料水にはクエン酸やリンゴ酸などが含まれているからです。リン酸やクエン酸など酸性の水溶液によって、歯が脱灰現象をおこすのです。

　コーラ飲料を飲むと骨折や虫歯が起こりやすくなると言われますが、飲料が体内で骨に直接触れることはありません。また、口に含んだ時も口の中をすぐに通り過ぎてしまいますから、歯に触れている時間が短いうえ、唾液によってうすめられて酸性の度合いは弱まるので、歯がとけることはありません。ただし、こういった飲料をむやみにがぶ飲みするのは論外です。

　アメリカのメイヨークリニックのサイトには「がんの原因と都市伝説」というページがあり、「食事中の砂糖とがんとの関係の誤解」を説明しています。

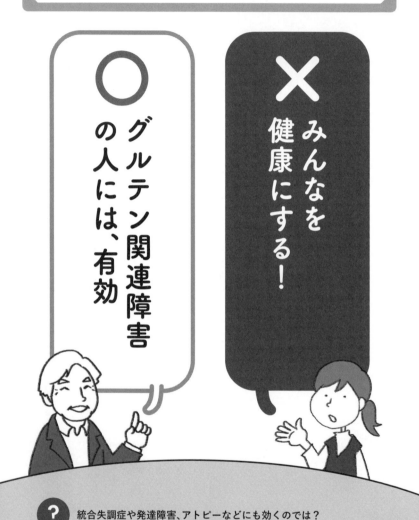

グルテンフリーは

✕ みんなを健康にする！

○ グルテン関連障害の人には、有効

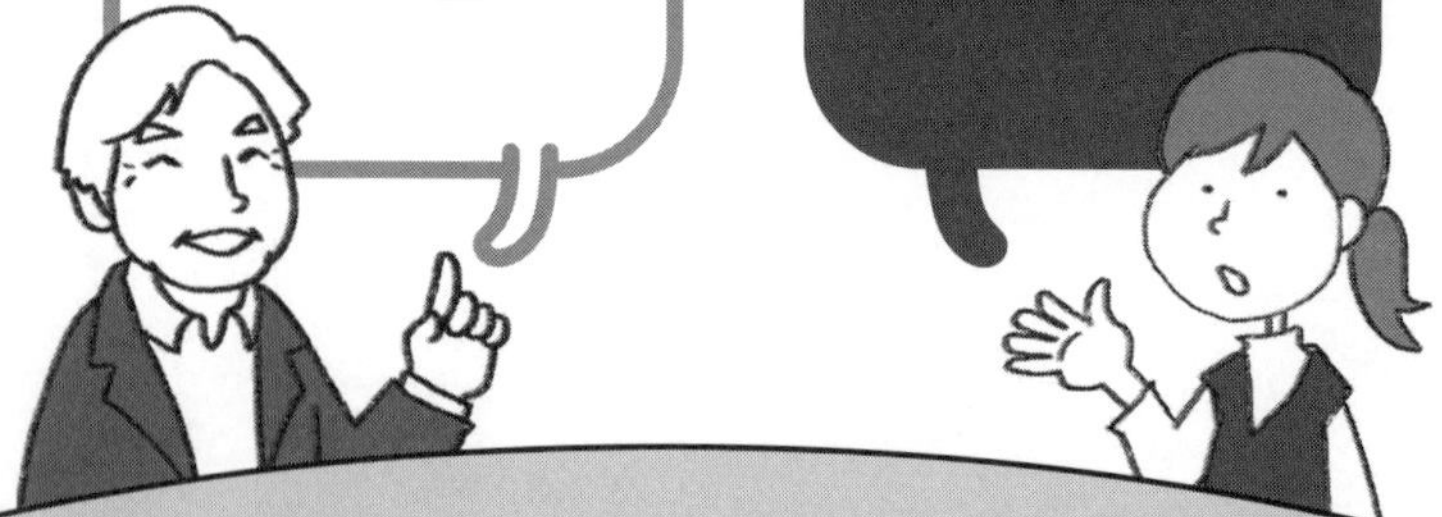

？ 統合失調症や発達障害、アトピーなどにも効くのでは？

！ 「グルテンフリー」というのは、グルテンを含む食品を食べない食生活のことで、健康法ではありません！

グルテンとは

グルテンとは、小麦粉に含まれるグリアジンとグルテニンという二種類のタンパク質が、からみ合ってできたものです。小麦粉に水を加えてこねると両者がからみ合い、粘りと弾力のある「グルテン」になります。グルテンを多く含む食品には、パン・パスタ・ラーメン・ピザ・クッキー・うどん等があります。

グルテンを食べると起きる障害（グルテン関連障害）

セリアック病の患者さんがグルテンを摂ると、本来、風邪のウイルスなどを退治するはずの免疫系がグルテンに異常反応を示し、小腸の組織を攻撃します。すると小腸は炎症を起こし、腹痛や下痢、だるさ等の症状があらわれます。

グルテン不耐症は、乳糖不耐症（牛乳を一定量以上飲むとお腹を壊す）と同様に、グルテンを分解する酵素が不足しているか機能していないために起こります。グルテン不耐症の患者はセリアック病の患者の数倍いると言われています。

テニスのジョコビッチ選手は、セリアック病ではなく「グルテン不耐症」だということです。ジョコビッチ選手がグルテンフリーで劇的に体調が改善したのは、彼がグルテン不耐症だったからです。

セリアック病やグルテン不耐症の人は、欧米に比べると日本ではごくまれです。自分や子どもさんがこうした「グルテン関連障害かもしれない」と感じた時は、「グルテンフリーにしよう」と自己判断せず、小児科や内科を受診しましょう。

☑グルテンフリーは、減量法や健康法ではありません

グルテンフリーはグルテン関連障害の人には効果があります。でも、それ以外の人に対しては、健康によいという証拠はありません。

グルテンフリーを意識しすぎると、「パンやパスタを食べなければいい」などと食べ物が偏ることが多くなるでしょう。その結果、栄養のバランスを崩す可能性が大きくなります。また、グルテンを含む小麦粉の代わりに、コーンスターチやコメやジャガイモなどのデンプンで作られた食材を使えば、糖質の割合が大きくなりますから、肥りすぎの人がやせようとして行っても逆に摂取カロリーを増やしかねません。

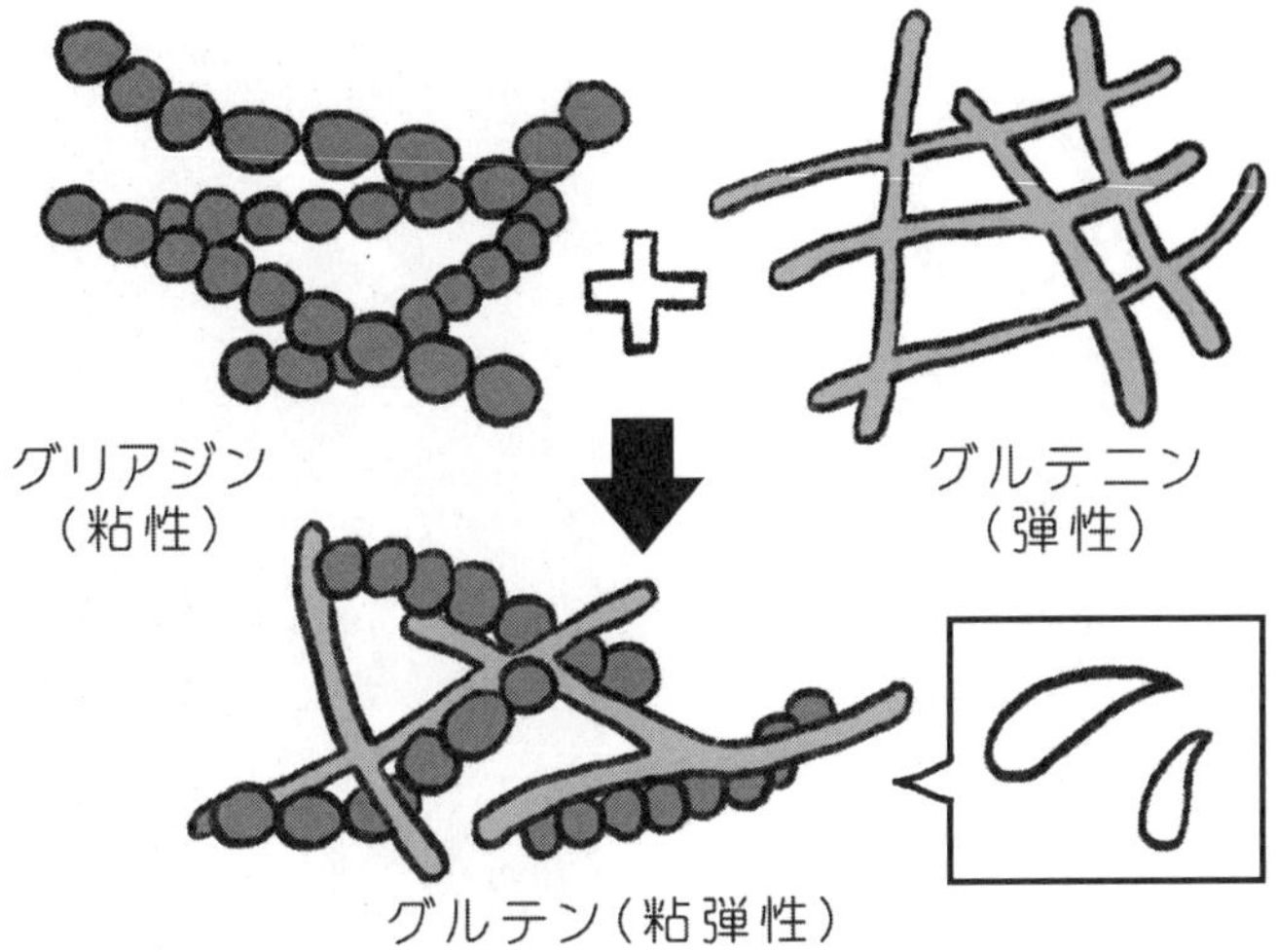

医学論文が指摘するリスク

次のような報告があります。

・セリアック病でない人がグルテンフリーライフを送った場合のリスクとして食物繊維・鉄・亜鉛・カリウム不足、体重増加が起こる。

・「グルテンフリーは統合失調症に効果」の研究には一貫性がない。またアトピーに対する効果についても疑問があり、食物繊維・葉酸・鉄・ナイアシン・リボフラビン・チアミンなどが不足してしまう心配がある。

マーガリンは

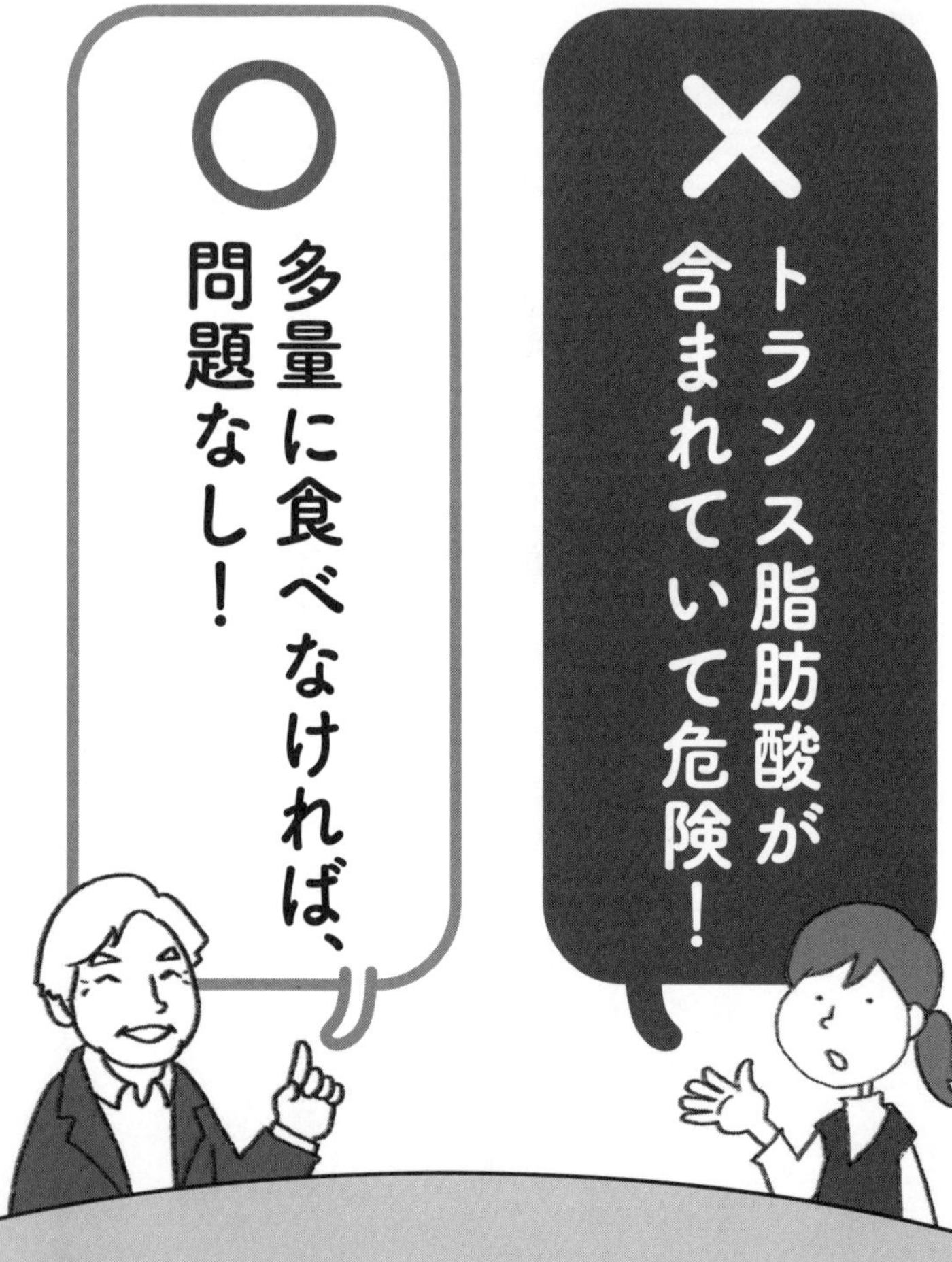
×
トランス脂肪酸が含まれていて危険！
○
多量に食べなければ、問題なし！

? アメリカやデンマークでは、食品中のトランス脂肪酸の量の表示義務化や使用規制が行われていますよ！

! 日本では大多数の人が、WHOの目標とするトランス脂肪酸の摂取量を下回っているので、神経質になる必要はありません。

マーガリンとトランス脂肪酸

マーガリンは、バターに代わる食品として開発されました。かつては「植物油から作られるので、動物性脂肪であるバターよりも健康によい」と言われました。しかも値段が安く、柔らかいので、バターの代用品としてパン・ケーキ・クッキー・アイスクリーム・チョコレートなど多くの食品の材料として使われるようになったのです。ところが近年、マーガリンに含まれるトランス脂肪酸が心臓疾患の一因になっていると指摘され、問題視されています。

トランス脂肪酸って、どんなもの？

トランス脂肪酸というのは、油脂類に含まれる「脂肪酸」の一種です。脂肪酸は炭素原子が一列に多数つながった分子で、それぞれの炭素原子は二個の水素原子と結合し、その一端に「－ＣＯＯＨ」という構造を持っています。炭素原子のつながりの途中に二重結合のあるものを不飽和脂肪酸、ないものを飽和脂肪酸といいます。

不飽和脂肪酸には、炭素間の二重結合のまわりの構造の違いにより、シス型とトランス型の二種類があります。シス（cis）とは、〝同じ側の〟という意味で、脂肪酸の場合には水素（Ｈ）

が炭素（C）の二重結合をはさんで同じ側についていることを表しています。トランス（trans）とは、〝横切って〟とか、〝かなたに〟という意味で、脂肪酸の場合では水素が炭素間の二重結合をはさんでそれぞれ反対側についていることを表しています。

不飽和脂肪酸に水素を作用させると二重結合が切れて、そこに水素原子が結合し、飽和脂肪酸に変わります。マーガリンは不飽和脂肪酸を多量に含む液体の植物油に水素を作用させて作られます。水素を添加することで不飽和脂肪酸の二重結合の数が減り、飽和脂肪酸の割合が増えて植物油は固化するのですが、このときトランス脂肪酸ができてしまうのです。

日本人の摂取量は問題ない

WHOでは心血管系疾患リスクを低減し、健康を増進するための目標として、トランス脂肪酸摂取量を総エネルギー比一％未満に抑えるよう提示しています。でも大多数の日本人のトランス脂肪酸平均摂取量（総エネルギー比）は、内閣府食品安全委員会の評価書によれば〇・三％（二〇一二年）なので、「通常の食生活では健康への影響は小さい」とされています。そのため、日本ではトランス脂肪酸の規制はされていないのです。

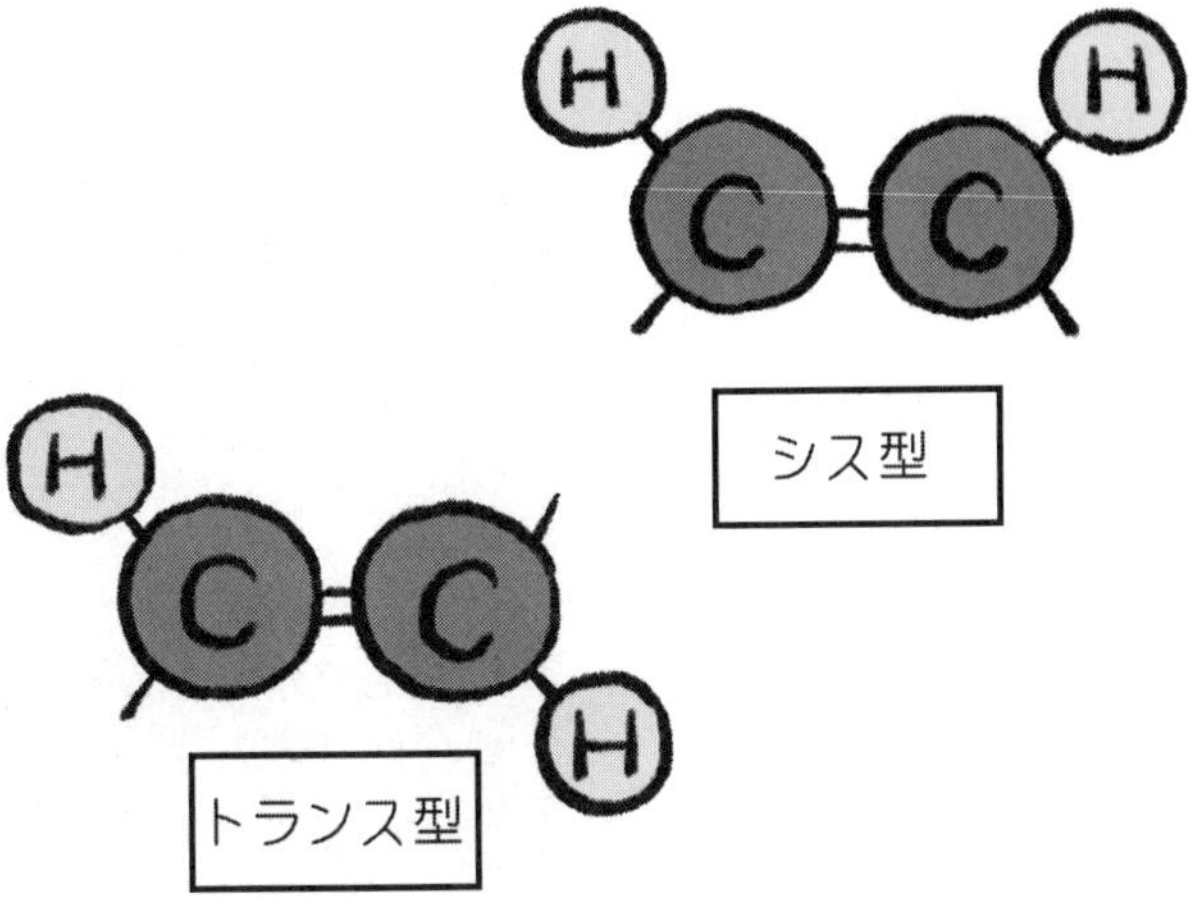

トランス脂肪酸カットのマーガリン

さらに、日本国内でマーガリンを製造している会社が、マーガリンの融点を調整する技術を開発しました。その結果、低減前でも問題のある量ではなかったトランス脂肪酸の含有量は、現在、劇的に減らされています。

マーガリン中のトランス脂肪酸含有量は、二〇〇六年にはマーガリン一〇〇g中に七・〇〇gでしたが、二〇二〇年には〇・九九gになっているのです。

野菜の栄養は

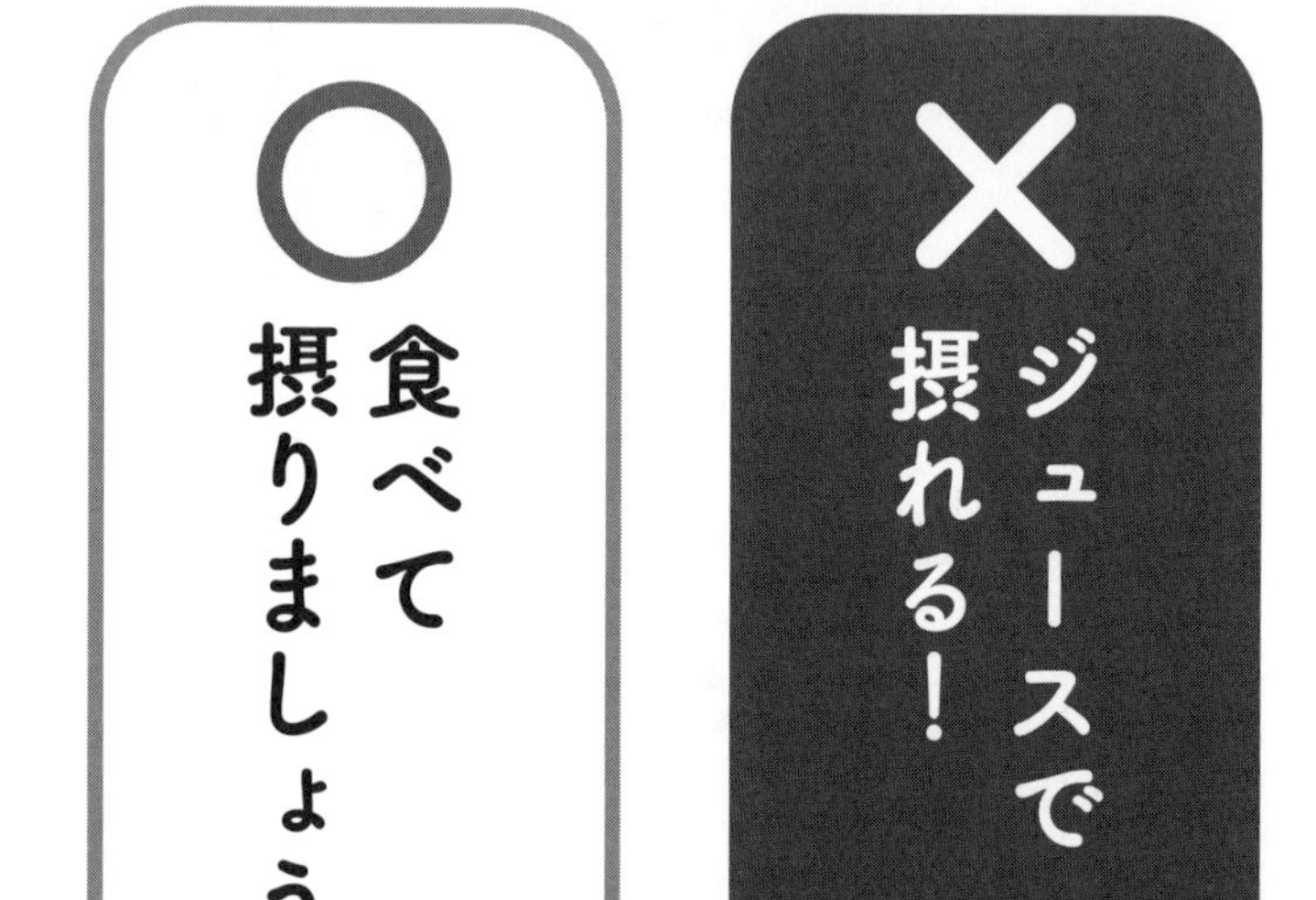

「一日分の野菜が摂れる」と、よく目にしますが……。

野菜をジュースに加工すると、ビタミンCや食物繊維などが減ってしまいます。ビタミンCや葉酸、ビオチンなどのビタミンは、水に溶けやすく熱に弱いため、加工による栄養素損失率が高いのです。

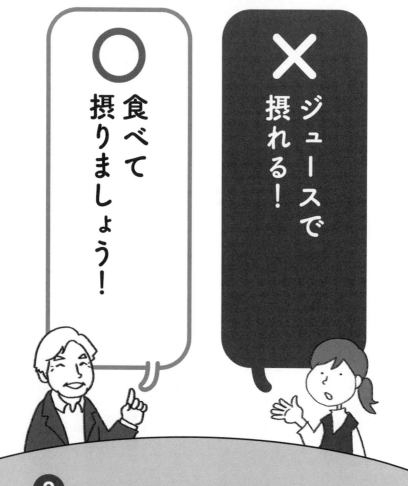

生野菜と野菜ジュースを比べると

厚生労働省が公表している「一日に必要な野菜の量」は三五〇gです。多くの野菜ジュースは、加工する時に、野菜を洗浄したり搾ったり加熱したり濾《こ》したりするので、野菜に含まれていたビタミンCや食物繊維などが減少しています。最近では一日分の野菜が摂れると表示したものが増えていますが、原料となる野菜の種類や栄養分は指定されていないため、メーカーや商品によって栄養分は大きく異なると思われます。

管理栄養士の道江美貴子さんは「生野菜三五〇gをそのまま食べれば、食物繊維は一〇g以上摂れるはずです。でも、飲みやすく加工された野菜ジュースで摂れる食物繊維は、多くても二gほどなのです。熱に弱いビタミンCなども損なわれやすい栄養素です」と語っています。

食物繊維の大切な役割

食物繊維は、水に溶けない不溶性食物繊維（セルロースやリグニンなど多糖類などの）と、水に溶ける水溶性食物繊維（果物に含まれるペクチン、コンブやワカメなどに含まれるアルギン酸など）です。

不溶性食物繊維はうんちの量を増やして便秘を防ぐほか大腸の働きを促します。また、がんの予防効果を期待する意見もあります。

水溶性食物繊維は、糖質や脂質の吸収を妨げて、食後の血糖値の急激な上昇を防いだり、悪玉コレステロールの吸収を抑制し、生活習慣病の予防に役立つともいわれています。

マイナス面としては消化管内の必須栄養素であるカルシウムと結合し、腸管からの吸収を阻害する働きもあります。

かつては食物繊維は、消化・吸収されずに食物カスとしてうんちの成分になると考えられていました。しかし、胃と小腸内では消化されないで大腸まできたときに腸内細菌によって分解されるものがあることがわかってきました。その代謝の結果、短鎖脂肪酸（骨格の炭素数が少ない脂肪酸＝酪酸、酢酸など）、二酸化炭素、水素、メタンなどができるのです。

腸内細菌の餌にならないものやエサにならなかった部分は、食物の残りカスとして、うんちの成分になります。それらは、腸内でふくれて、便の量を増やします。

保水性もあり、有害物質を吸着して便と一緒に体外に排出してくれる不溶性の食物繊維は、野菜ジュースに、ほとんど含まれていないのです。

野菜ジュースの中には、野菜以外の成分が含まれている商品もあります。酸味料や香料やpH調整剤です。そのために飲み過ぎてしまうと体調を崩す可能性があります。

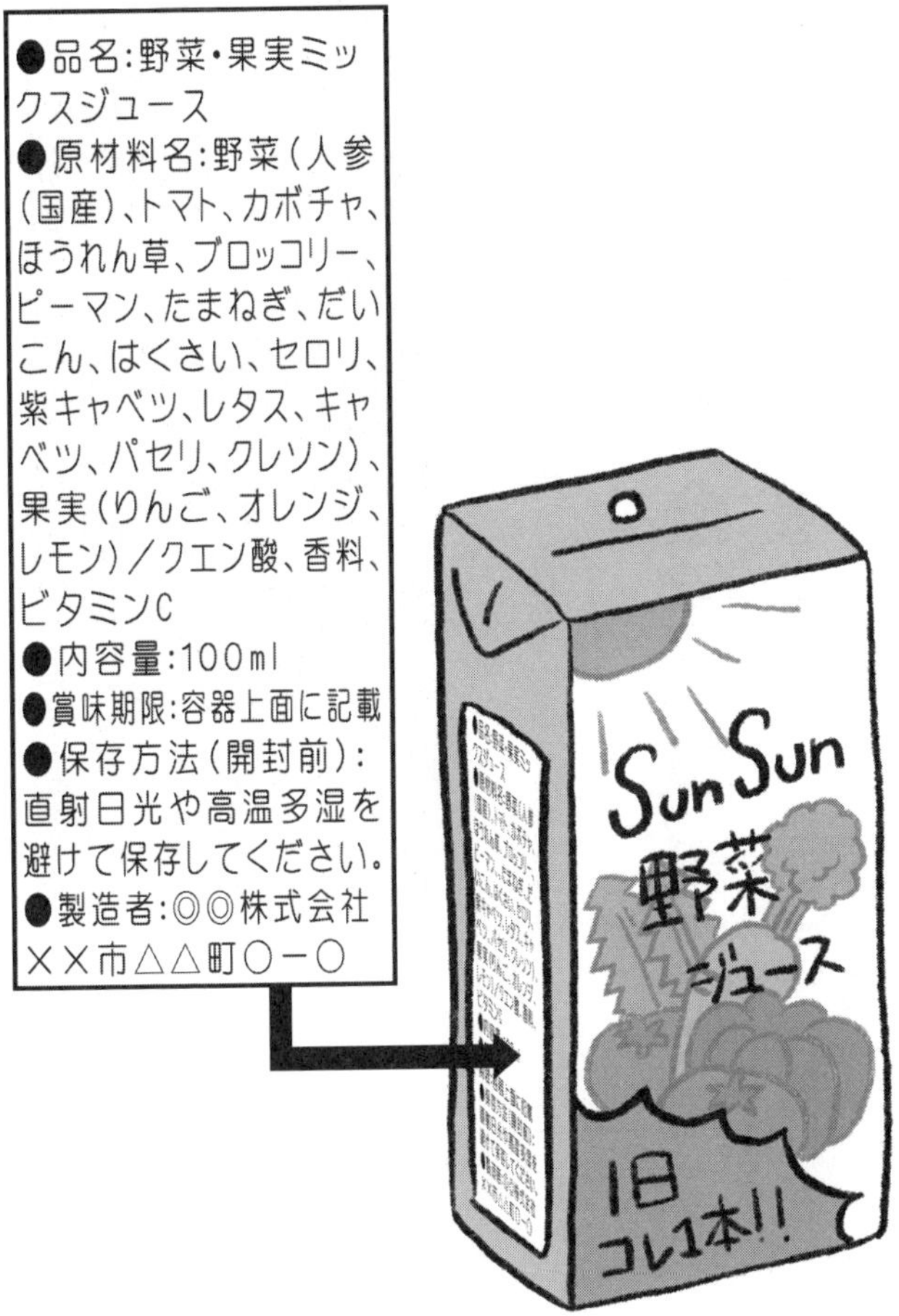
●品名:野菜・果実ミックスジュース
●原材料名:野菜(人参(国産)、トマト、カボチャ、ほうれん草、ブロッコリー、ピーマン、たまねぎ、だいこん、はくさい、セロリ、紫キャベツ、レタス、キャベツ、パセリ、クレソン)、果実(りんご、オレンジ、レモン)/クエン酸、香料、ビタミンC
●内容量:100ml
●賞味期限:容器上面に記載
●保存方法(開封前):直射日光や高温多湿を避けて保存してください。
●製造者:◎◎株式会社
××市△△町○ー○
Sun Sun
野菜
ジュース
1日
コレ1本!!

大部分の栄養素は失われてしまっている

遺伝子組み換え食品は

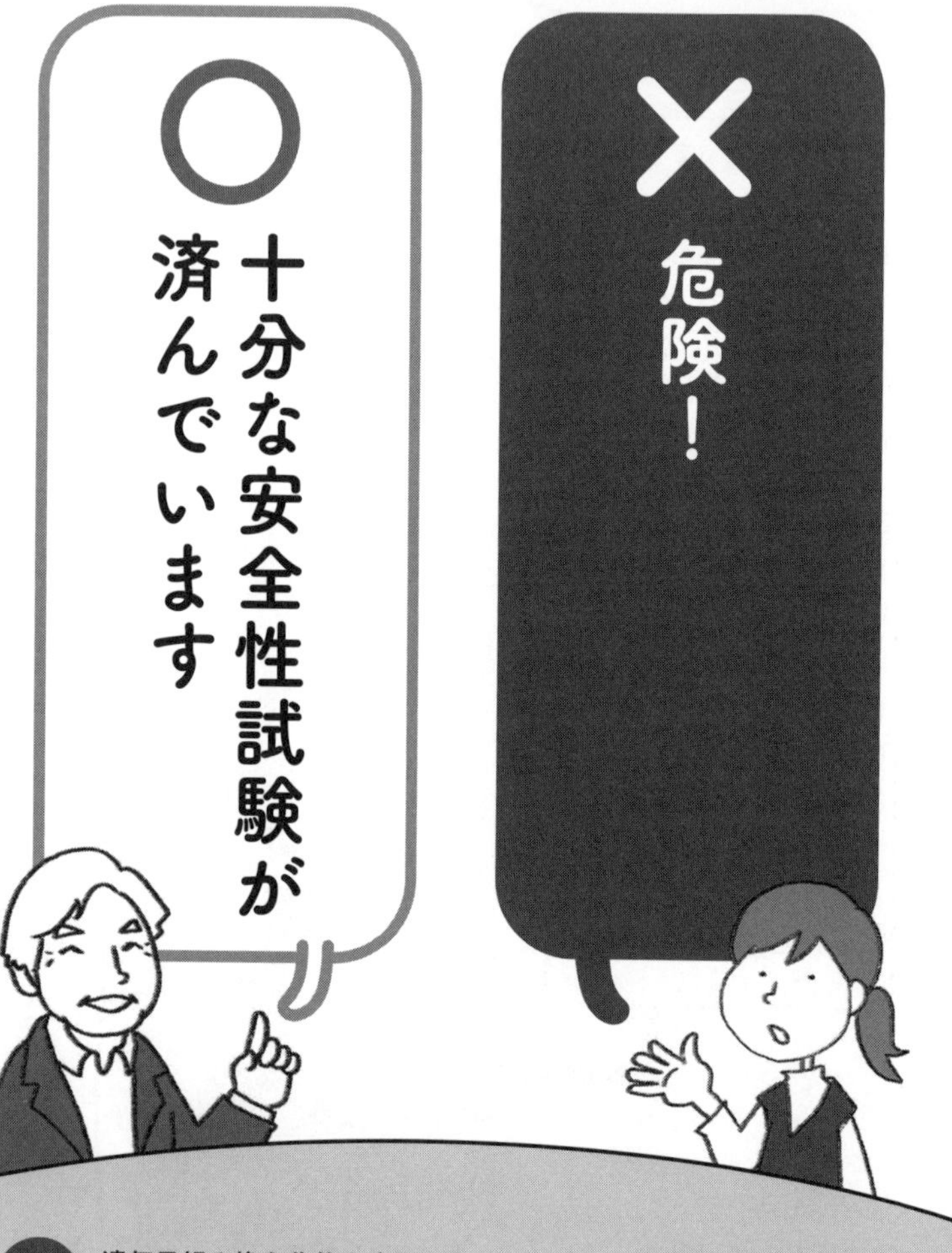

? 遺伝子組み換え作物を食べると、通常は口に入らない物質が体内に入ることになるので、病気になるのではないかと心配です。

! 安全性試験では、作物内に組み込まれた遺伝子がどう働き、どのような物質がつくられるのか、遺伝子組換え作物の安全性が、既存の作物と比べてどうかという点についても詳細に検査されます。

安全性の試験済み

遺伝子組み換え食品とは「生物が持つ有用な遺伝子を細胞から取り出して、それを作物や植物などの遺伝子に組み込むことで、それらの性質を変えて作った食品」のことをいいます。大豆、ジャガイモ、トウモロコシ、ナタネ、ワタがあり、そして、それらから作られる食品は、豆腐、味噌、醤油、食用油、スナック菓子など多種多様です。

安全性試験では、作物内に組み込まれた遺伝子がどのように働き、どのような物質がつくられるのか、そして、遺伝子組み換え作物の安全性は、既存のものと比べて同じなのか違うのかという点についても詳細に検査されます。

さらに、組み込まれた遺伝子によって新たに作りだされた物質については、既知のアレルギー物質と似ているのかいないのか、また人の消化液によって分解されるか否かなども調べます。その結果、安全性が保証できないものは承認されず流通しません。

もちろん、検査結果は公開されています。一方、旧来の方法で品種改良された作物では、こうした厳密な検査はなされていません。

ゲノム編集食品到来

現在のゲノム編集技術では、ピンポイントで遺伝子を切断でき、生物のDNA情報を編集することができます。また、ある特定の遺伝子の働きを高めたり、停止させたりすることもできます。自然界で偶然に起こった変異や旧来の品種改良を遺伝子レベルで調べると、DNA情報の中に変化を見つけることができるのですが、ゲノム編集技術を使うと、このようなDNAの変異を正確に再現できます。

また高濃度の塩水を与えるなど、特定の条件下で育てると、トマトは血圧を下げる効果を持つGABAという物質を多量に作るようになるのですが、ゲノム編集技術を使ってトマトの遺伝子を改変することにより、特定の条件下でなくとも高濃度のGABAを作るトマトを実らせることが可能になりました。こうして「GABA高蓄積トマト」は、二〇二〇年一二月に国への届け出と情報提供を終え、商用化に向けた動きが加速しています。

二〇二一年九月一七日、厚生労働省は、遺伝子を効率よく改変するゲノム編集技術を使って肉厚に改良したマダイについて「ゲノム編集食品」の届け出を受理しました。受精卵の段階で、筋肉細胞の成長を抑える働きがある「ミオスタチン」遺伝子の一部をゲノム編集技術で壊すことで、成長すると、通常のマダイに比べて身の量が平均一・二倍にもなります。

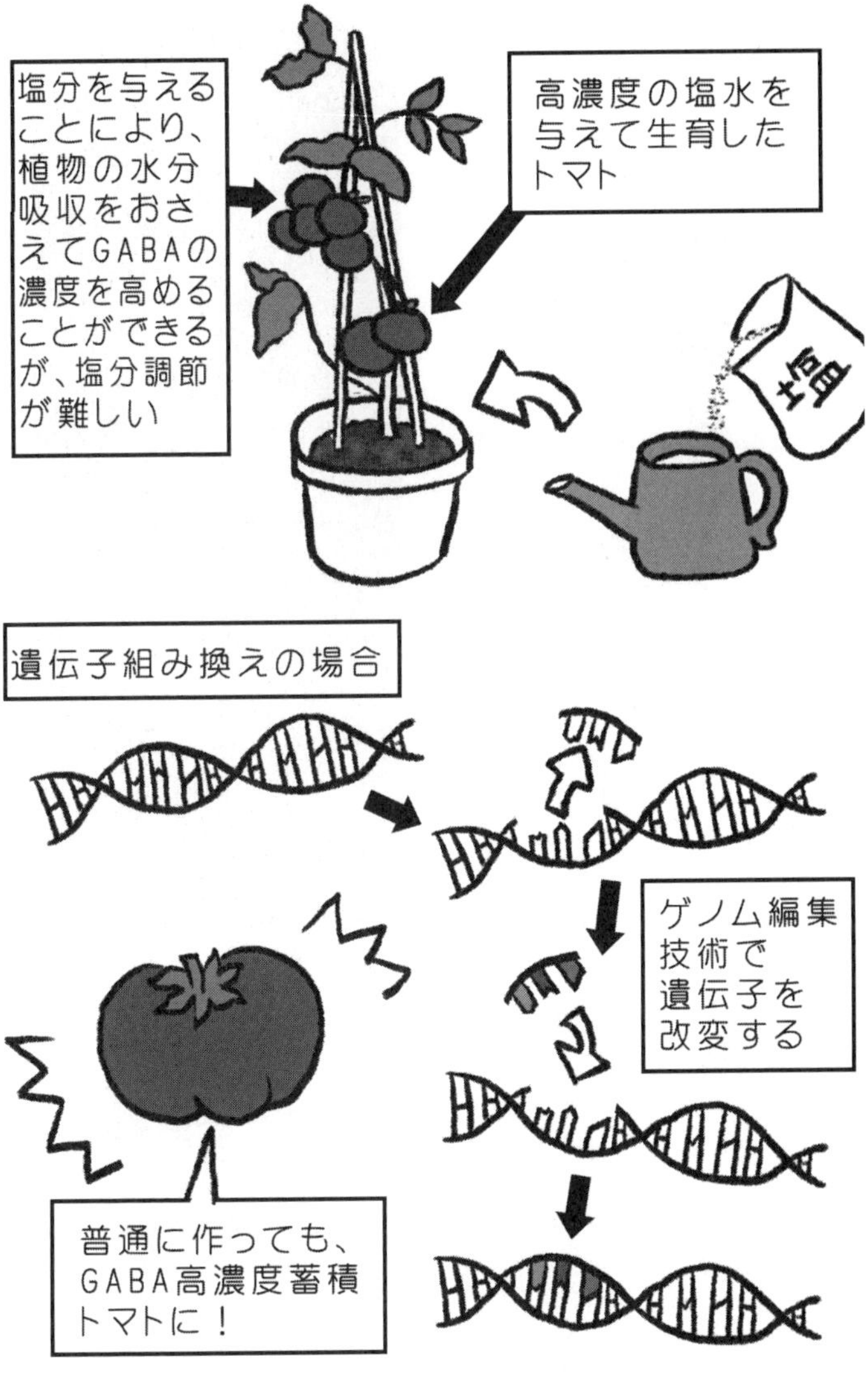
塩分を与えることにより、植物の水分吸収をおさえてGABAの濃度を高めることができるが、塩分調節が難しい
高濃度の塩水を与えて生育したトマト
塩
遺伝子組み換えの場合
ゲノム編集技術で遺伝子を改変する
普通に作っても、GABA高濃度蓄積トマトに！

ヒジキは

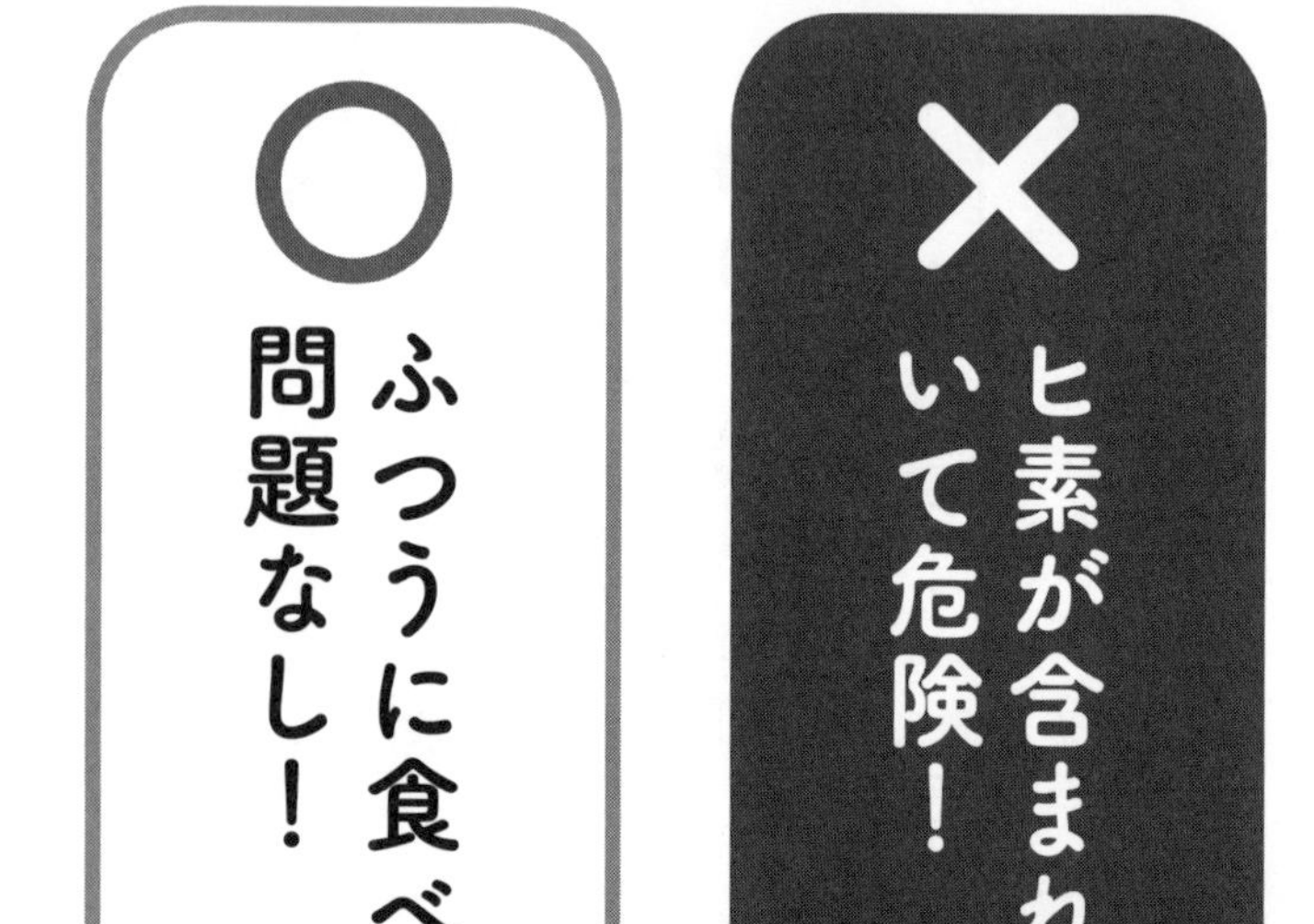
×
ヒ素が含まれていて危険！
○
ふつうに食べれば問題なし！

? 2004年７月、英国食品規格庁（FSA）は、ヒジキを食べないように英国民に対して勧告を出しました。日本の規制は弱すぎませんか？

! 過度に摂取せず、調理の際も水戻しすれば、それほど神経質になる必要はありません！

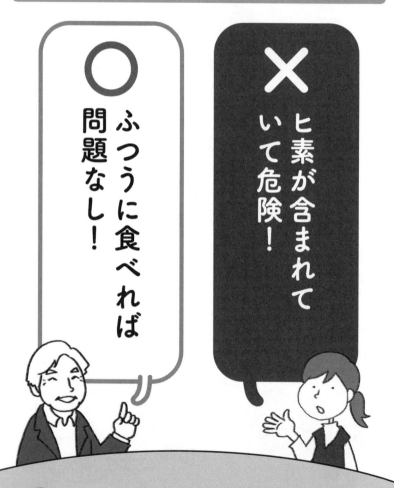

ヒ素を含む水や食べ物

昔から毒殺にも使われてきたヒ素ですが、水の中にもヒ素は含まれています。健康被害が出ないように水道水のヒ素濃度は厳しくチェックされていますが、それでも水道水一Lのなかに〇・〇一mgまでなら、ヒ素が含まれていてもよいとされています。

またヒ素は私たちの身近な食品にも含まれています。たとえばカキやイセエビなどの海洋生物はヒ素をそれなりに含んでいます。でも、これらを怖がる必要はありません。

多くの海洋生物に含まれているヒ素は有機ヒ素化合物といい、無機ヒ素化合物とは対照的に、毒性が見られないからです。有機ヒ素化合物を摂取すると効率よく吸収されて体内に入りますが、血液と一緒に体中を一周すると、尿に溶けて体外へと出ていきます。体を素通りするだけなのです。

少々話がややこしいヒジキ

ヒジキはカルシウム、カリウム、リン、鉄などを多く含んだ食材ですが、無機ヒ素化合物も多く含んでいます。

わが国では、厚生労働省がヒジキについて以下のように「Q＆A」を公表しています。

「Q：ヒジキを食べることで、健康上のリスク（危険性）は高まりますか

「A：①一九八八年にWHOが指定した危険摂取量は、ヒジキを毎日四・七g以上を継続的に摂取し続けてようやく到達する量である。②ヒジキに含まれる無機ヒ素化合物が原因で、健康被害が起きたという報告はない。③ヒジキは食物繊維を豊富に含み、必須ミネラルも含んでいる　④極端に多く摂取するのではなく、バランスのよい食生活を心がければ健康上のリスクが高まることはないと思われる」

つまり毎日多量に食べるようなことがなければ、健康を害することはないということです。

ヒジキからヒ素を減らす方法

ヒジキに含まれるヒ素は、水に溶け出しやすい性質があります。そこで、東京都保健医療局は、乾燥ヒジキを使って調理するときは次の方法で調理することを奨めています。

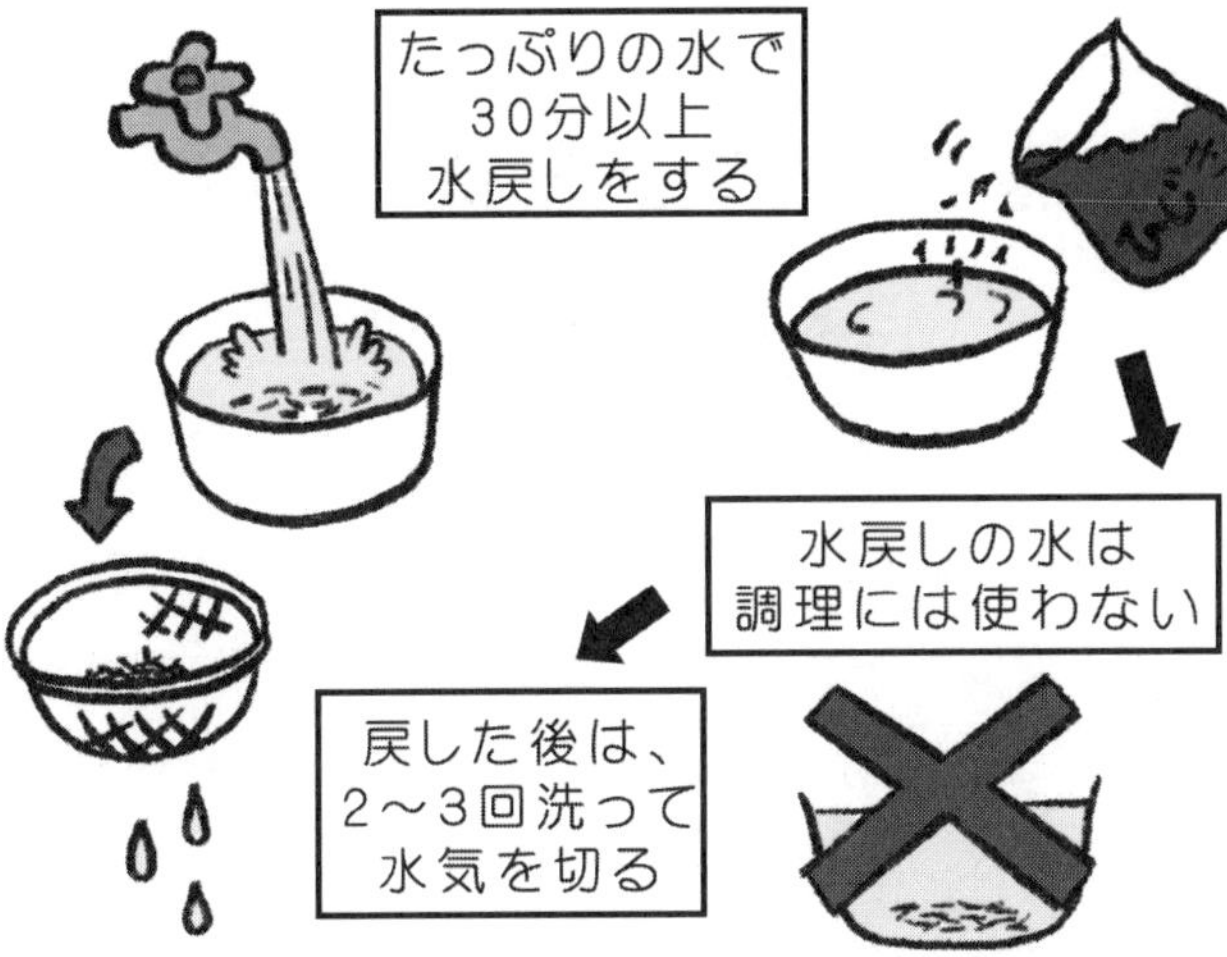
たっぷりの水で
30分以上
水戻しをする
水戻しの水は
調理には使わない
戻した後は、
2〜3回洗って
水気を切る

a．乾燥ヒジキはたっぷりの水で30分以上水戻ししてから調理すること

b．水戻しに使った水は、調理には使わない

c．水戻しした後は、ボウルに入れた水で２〜３回洗い、よく水気を絞る

d．茹でるときは、水戻ししてから茹でる

「生ヒジキ」や缶詰のヒジキは、乾燥ヒジキを水戻ししたものですので、改めて水戻しをする必要はありませんが、調理する前に水でよく洗ってから使うと安心です。

column 1

焦げた部分を食べるとがんになる？

焦げとがんがとくに結びついて語られるようになったのは、一九七八年に国立がんセンターの発表した「がんを防ぐための十二か条」が広く知られるようになってからです。その中の一つが「ひどく焦げた部分は食べない」でした。

肉や魚のうまみのもとのアミノ酸に熱が加えられるできるヘテロサイクリックアミンという物質を動物に食べさせ続けたらがんになったのです。

しかし、焦げの発がん効果は大変弱いのです。この動物実験を行った研究者は、「実際に、焼き魚の皮の焦げや焼き肉の焦げを食べて腫瘍ができるには、サンマなら二万尾の焼き魚の皮を（毎日）食べ、時間にして10から15年はかかる」と述べています。気になる人は、よく噛んで食べることです。だ液には、その発がん性を抑制する働きがあるからです。

第2章

「いい水」のニセ科学

おいしい水には

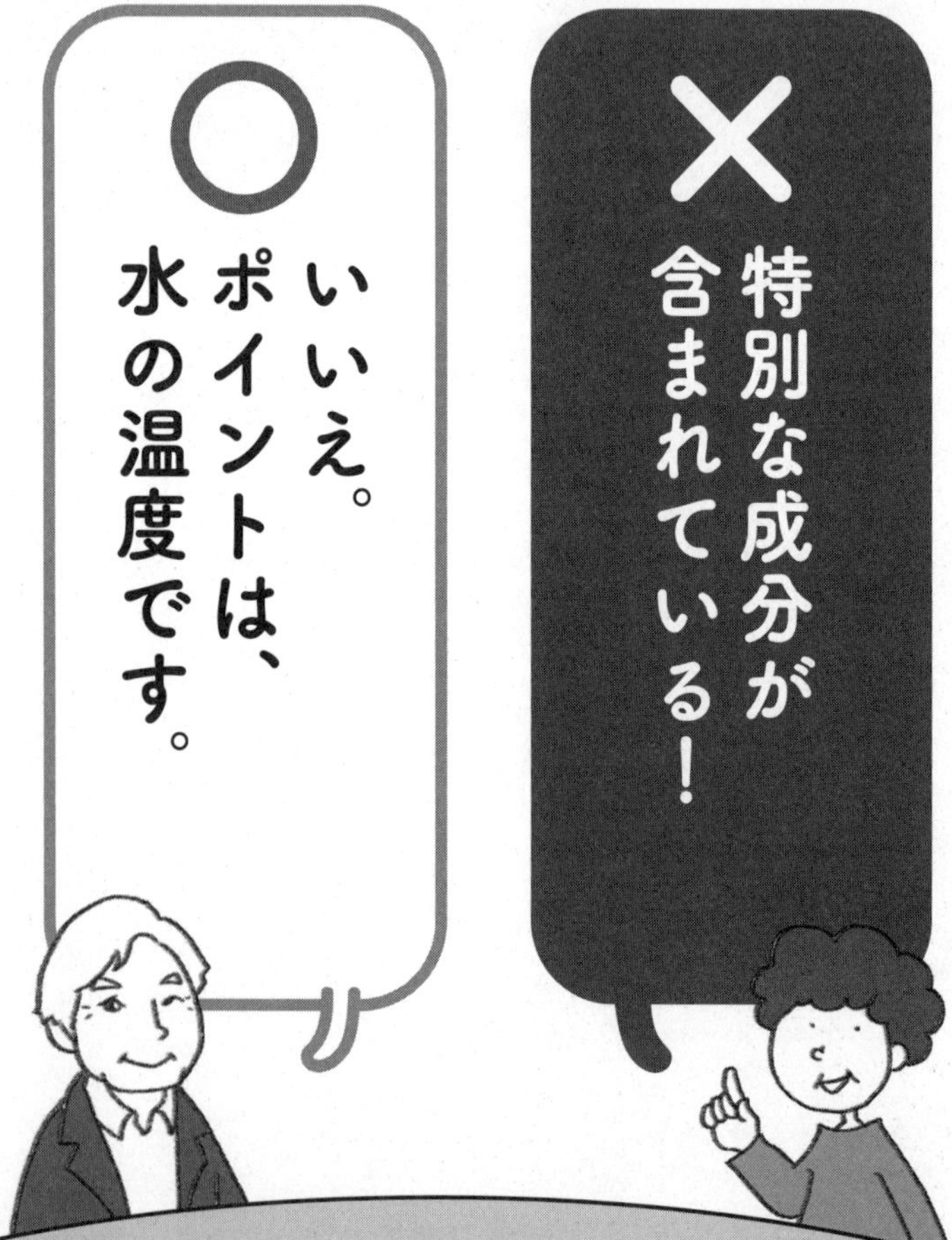
×
特別な成分が含まれている！
○
いいえ。ポイントは、水の温度です。

？ 「ミネラルウォーター」は、水道水よりおいしいはずです！

！ 「水道水がまずい」という苦情に対し、厚生省（当時）は「おいしい水研究会」をつくりました。その研究会が出した「おいしい水の条件」では、「おいしい水の条件」の第一番目は温度です。

おいしい水の条件

いつも水道水を飲んでいると、井戸水や山のわき水はとてもおいしく感じるものです。水道水を冷蔵庫で、夏なら一〇〜一五℃、他の季節なら八〜一〇℃くらいに冷やして飲んでみましょう。冷やした水道水は、おいしく感じます。冷やすと塩素のにおいが感じられなくなること、冷たいとすっきりした感じを与えること、味の感覚がにぶくなりにおいや味が気にならなくなることが原因です。

実は、井戸水やわき水がおいしいのも、第一の原因はそれらが冷たいからです。水の温度は、水のおいしさにとって最も大事な条件なのです。少しまずい水でも、冷やしてしまえば、まずさはずっと減ってしまうのです。

なぜ水道水はまずいのか

「これは水道水」とわかると、それだけで「まずい水」という先入観が生じます。でも、外見でわからないようにテストをすると、みんながそろって水道水がまずいという結果にはなりません。逆に水道水のほうがおいしいという結果が出たりします。まずい水というのも確かにあります。とくに水道水の場合、カルキ臭とカビ臭の二つが原因です。

一九六〇年代後半から、水道水のカルキ臭やカビ臭などの問題がクローズアップされて、水道水がまずくなったという苦情が各地でおこりました。そこで厚生省（当時）は「おいしい水研究会」をつくりました。その「おいしい水研究会」が一九八五年四月に「おいしい水の条件」を発表しました。適温は一〇〜一五℃くらいでした。

☑ 水の味をよくする成分

おいしい水とは、味をよくする成分を含んでいて、味を悪くする成分を含まない水です。味をよくするのは、とくにカルシウム、マグネシウムをはじめナトリウムやカリウムなどのミネラルです。これらは多すぎても少なすぎてもだめで、一L中に一〇〇mgぐらいのミネラル分を含んだ水が、まろやかな味になります。

カルシウムとマグネシウムの合計量（硬度）の適量は、一L中一〇〜一〇〇mgぐらいで、中でも五〇mg前後が多くの人に好まれます。また二酸化炭素が十分溶けていると、水に新鮮でさわやかな味を与えるとされています。

「おいしい水研究会」策定の「おいしい水の要件」

蒸発残留物	30～200mg/l
硬度	10～100mg/l
遊離炭酸	3～30mg/l
過マンガン酸カリウム消費量	3mg/l以下
臭気度	3以下
残留塩素	0.4mg/l以下
水温	20度以下

水道水をそのまま飲める国

アジア圏
日本

アフリカ圏
南アフリカ共和国

ヨーロッパ圏
・オーストリア
・アイスランド・アイルランド
・スロベニア・デンマーク
・ドイツ・フィンランド
・ノルウェー

上記に加え、オーストラリアのシドニー、スウェーデンのストックホルムの２都市でも、水道水がそのまま飲める。

水道水の

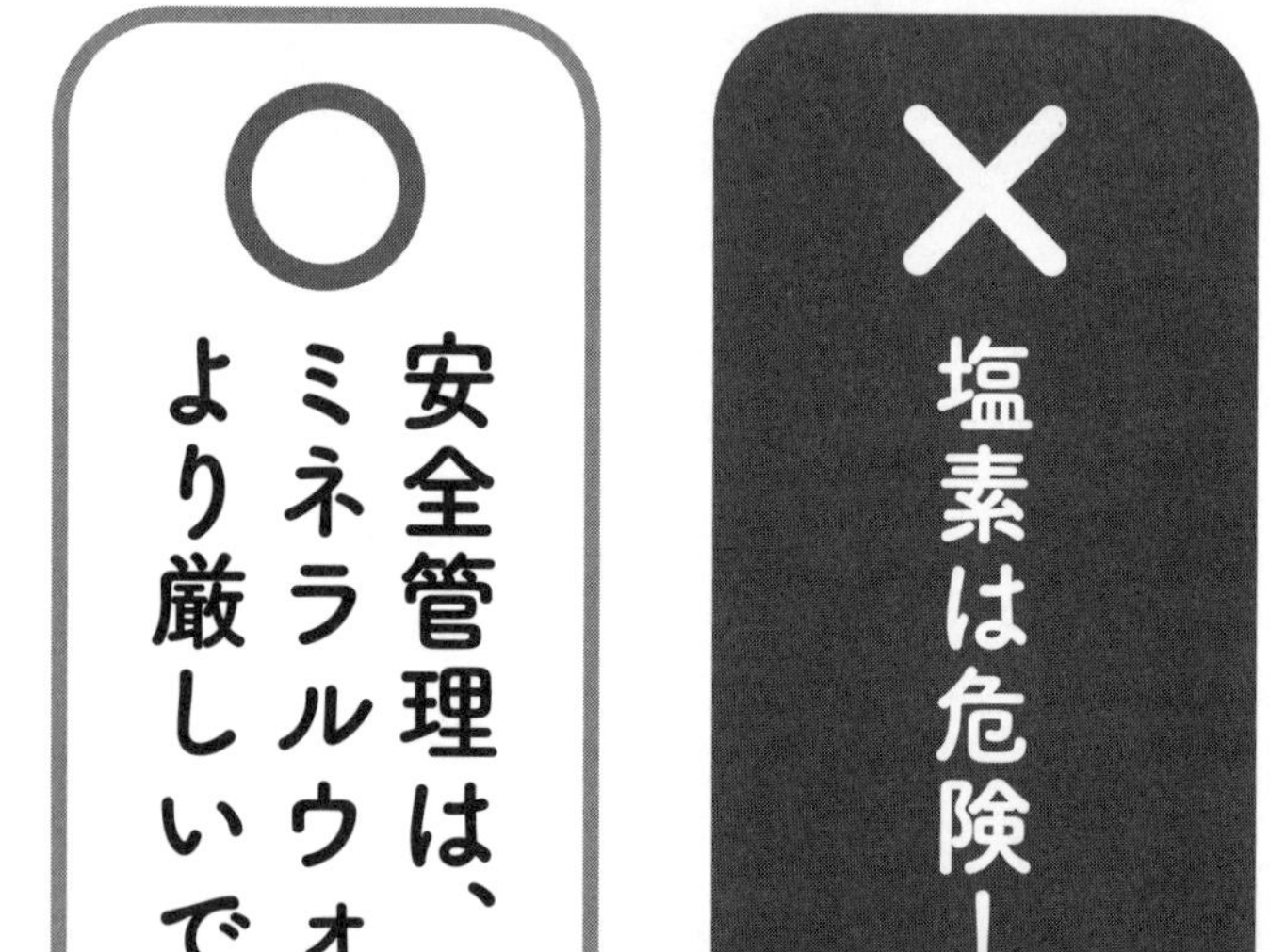
×
塩素は危険！
〇
安全管理は、ミネラルウォーターより厳しいです

? 蛇口から出る水道水には、塩素が残っています。本当に安全なのでしょうか？

! 冷蔵庫取扱説明書には、むしろ「雑菌が増えることがあるので、製氷用水に市販ミネラルウォーターを使用しないように」と書かれています。

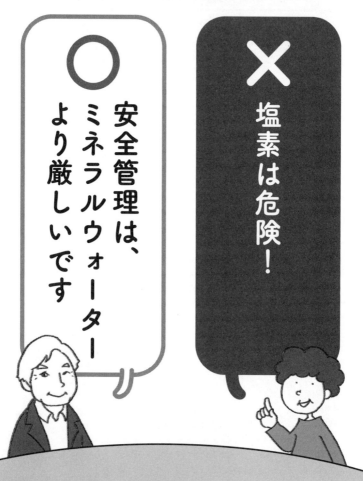

なぜ塩素が入っているの？

日本の水道水は、水道法の水質基準によって、厳しく管理されています。水が汚染されずに私たちのもとに届くように、浄水場で殺菌された水は、蛇口から出る段階で、塩素が〇・一mg／L以上残っていなければなりません。塩素が残っているので、細菌の繁殖を抑えたり、感染力を失わせたりする効果があるわけです。そのため水道水は、水筒に入れて持ち歩いたり、製氷用の水に使用したりすることができます。

水道法では、味やにおいの観点から、上限を一mg／L以下に抑えるという水質管理目標値も示されています。浄水処理方法や塩素の投入タイミングの工夫などにより、安全でおいしい水道水を供給する所が増えています。水道水に適用されている水質基準は五一項目もあり、ミネラルウォーターよりも高い基準の品質が求められているのです。

塩素に対する不安は杞憂

塩素は、かつて毒ガス兵器として使われていたので、不安を感じる人もいるでしょう。世界保健機関（ＷＨＯ）では、五mg／Lを、大人が一日に二Lの水を生涯にわたって飲み続けても、健康に悪影響のないガイドライン値として示しています。日本は安全のため諸外国より基準が厳しく、その基準は、WHOガイドラインの五〇分の一です。

入浴での影響を気にする人もいますが、飲んでも安全な水道水は、健康な人の皮膚や髪に影響がある塩素濃度ではありません。

水道水を飲める国は少ない

令和二年版の国土交通省水資源部の資料によると、世界中で水道水をそのまま飲める国は、日本を含む一二カ国、注意すれば飲める国は三七カ国です。水道水をそのまま飲める国は、わずかしかないのです。

ミネラルウォーターとは?

水道水は河川やダム湖といった地表水を原水としていますが、ミネラルウォーターは主に地下水や湧水を原水としています。

日本では、すべてのミネラルウォーターにおいて殺菌処理が必須条件です。また、採水地

水の種類

ナチュラルウォーター

いわゆる「天然水」。特定の水源から採水された地下水を原水とし、沈殿、ろ過、加熱殺菌以外の物理的・化学的処理が施されていない水。ミネラル成分が含有されていない場合もある。

ナチュラルミネラルウォーター

ナチュラルウォーターのうち、鉱水や鉱泉水などミネラル成分が溶け込んでいるもの。ナチュラルミネラルウォーターのミネラル成分は、地中の鉱物など自然由来のものに限られる。

ミネラルウォーター

天然水のミネラル成分を人工的に調整した水、または何種類かのナチュラルミネラルウォーターを混合した水。沈殿、ろ過のほかにも、オゾン殺菌や紫外線殺菌、水への空気の混入などの調整が行われる場合がある。

ボトルドウォーター

蒸留水・河川の表層水など、ナチュラルウォーター、ナチュラルミネラルウォーター及びミネラルウォーター以外で、飲むことができる水の総称。

（農林水産省HPより作成）

周辺の環境保全は法律で定められておらず、一つの水源から複数の銘柄のミネラルウォーターが製造できます。

ヨーロッパでは、採水した後に殺菌しません。加熱すると、おいしさの元ともいえる酸素や炭酸ガスが失われる可能性があるとの考えによるものです。さらにヨーロッパでは、水質汚染を防ぐため環境が保全されており、一つの水源から製造できるのは一銘柄のみです。

水素水は

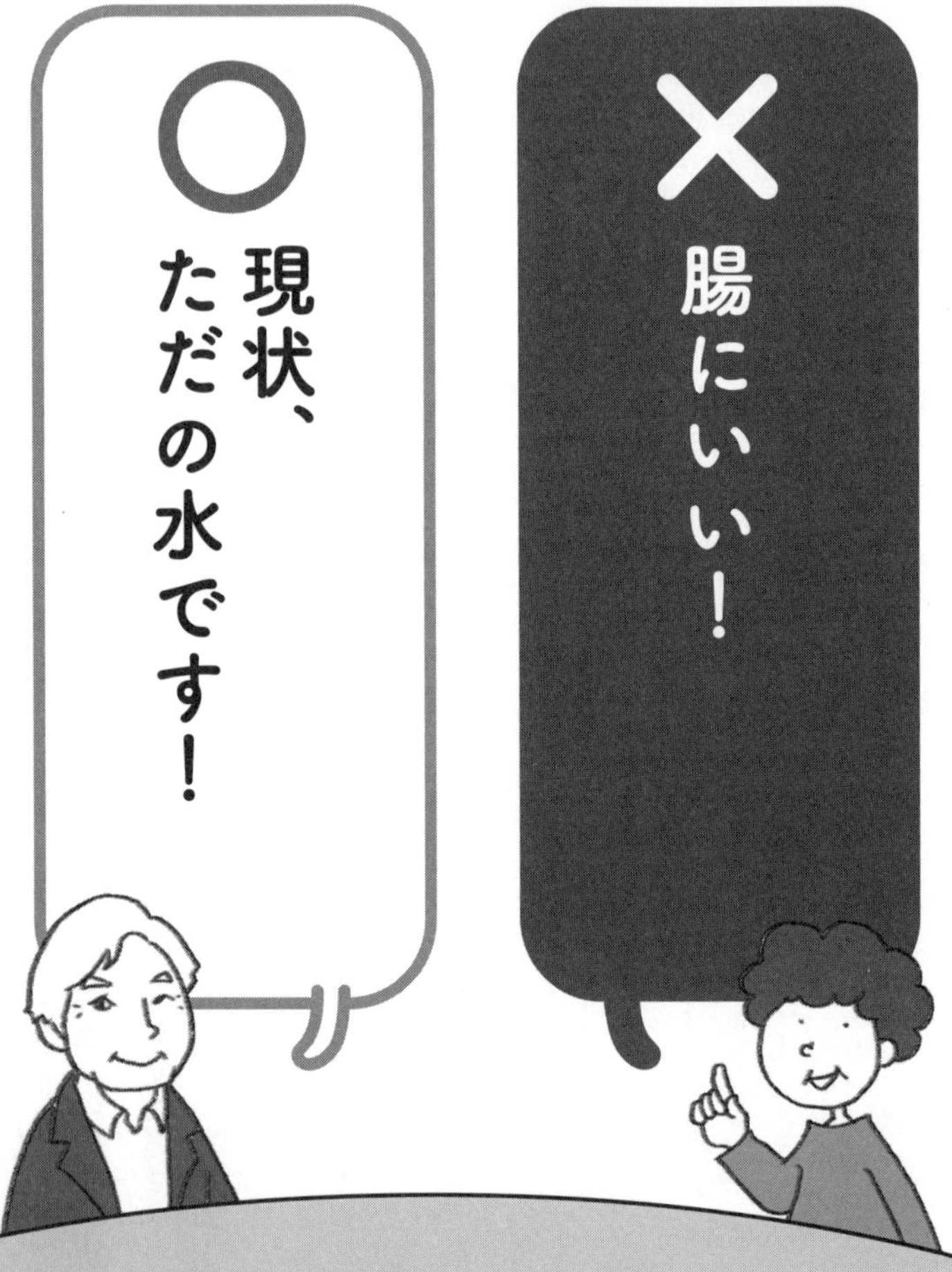

? 腸の中でいい働きをするから、がん予防やダイエットにいいと言われていますよ?

! 水素医学の研究は、現在進められている段階です。本当に水素が効果をもつ疾患は何か、水素にどうしてそんな効果があるのかというメカニズムの解明を見守る必要があります。

水素は水にわずかしか溶けない

中学校理科で気体の性質を学びます。主な気体として、酸素、二酸化炭素、アンモニア、水素が扱われます。

水素は、亜鉛・鉄などに希塩酸を加えると発生する無色、無味無臭で水に溶けにくい気体です。火をつけると燃えて水になります。

水素は水素原子が二個結びついた水素分子H_2からできていて、もっとも密度が小さな気体です。圧力が一・〇×一〇五パスカル（≒一気圧）、二〇℃のとき、水一kg（一L）に溶ける水素は〇・〇〇一六g（一・六mg）です。

水一kgに溶ける水素は最大〇・〇〇一六gというのは、ppm（百万分率。一〇〇万分のいくらかを示す）という濃度で表すと、一・六ppmになります。つまり、水素水にふくまれる水素は、とてもわずかなのです。

ペットボトルでは水素が抜けてしまうので、水素が抜けないアルミパウチなどの容器に保存しますが、フタを開けると水素は徐々に空気中に逃げてしまいます。

有効性について、十分なデータがない

水素が健康にいい効果をもたらす可能性は、二〇〇七年に太田成男教授（当時・日本医科大学）の研究チームが「気体の水素が有害な活性酸素を効率よく除去する」とする論文を『ネイチャー・メディシン』（電子版）に発表したことがきっかけです。水素を吸わせることで脳梗塞ラットを保護することを示した研究です。

ラットという動物の研究とはいえ、水素ガスの効能に注目が集まったのです。そして、水素を摂りやすい形態ということで水素水が発売されました。

水素水の最大の問題は、「活性酸素を除去」「がんを予防」「ダイエット効果がある」などといわれているものの、人での有効性について信頼できる十分なデータがないことです。そのため、水素水は機能性表示食品にもならず、何の効能もうたえない清涼飲料水にすぎません。

私たちの大腸内で多量の水素を産生

実は、大腸には水素産生菌がいて、水素を多量につくり出しています。大腸内腸内細菌に

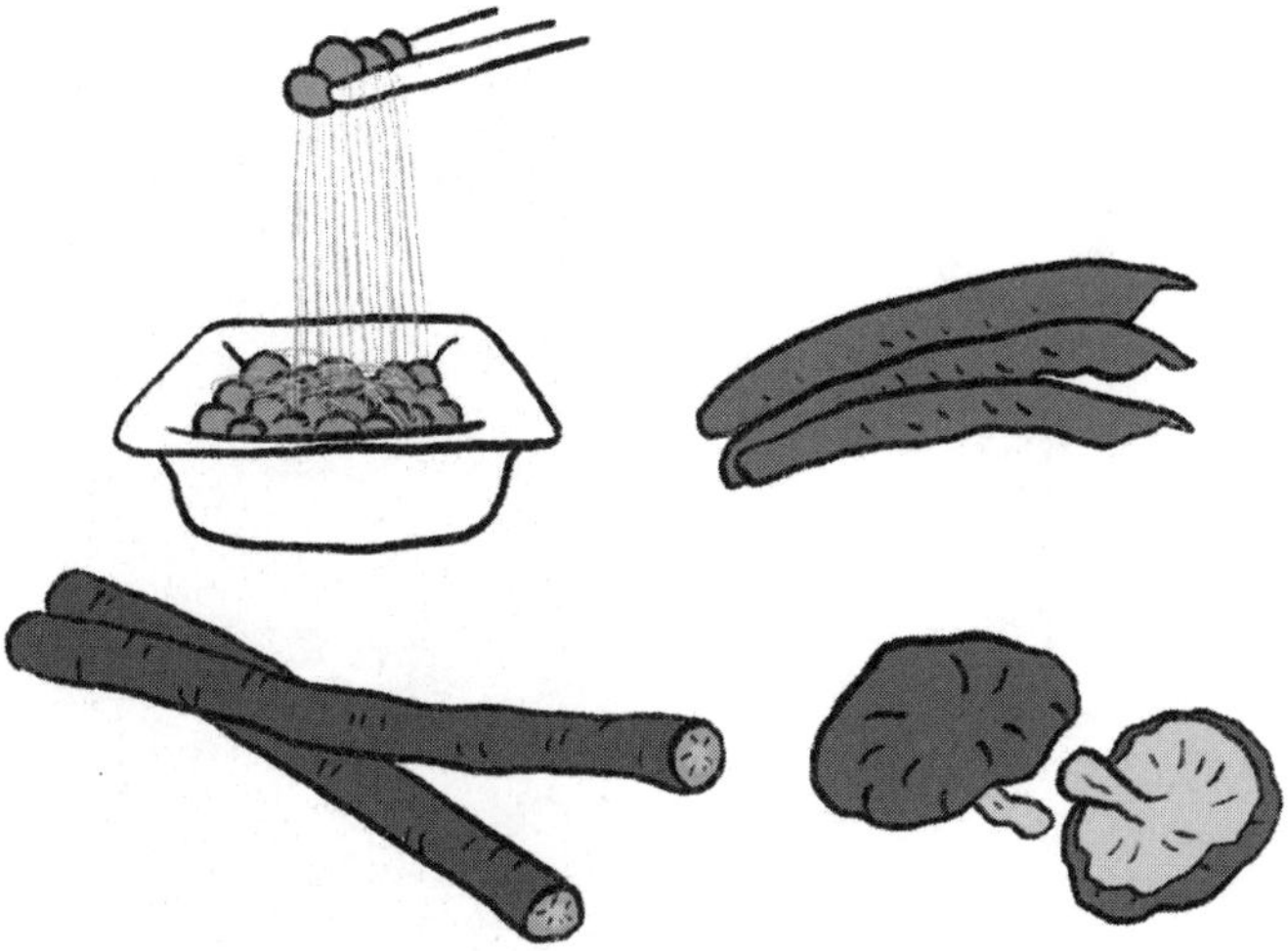
水素の発生が多くなる食べもの

よって発生するガスは毎日七～一〇Lもありますが、その一～二割は水素です。

一部はおならとして外部に出ますが、大部分は体内に吸収され、血液循環に乗って体内の細胞にいきます。水素産生菌がつくり出す水素は、水素水から摂取できる水素量と比べてはるかに多量です。

もし、今後、水素に医学的な効果があるとする研究結果が出ても、水素水から微量の水素を摂取するより、水素産生が多くなる食べ物を摂取したほうがいいでしょう。

今後、分子状水素医学の研究で、本当に水素が効果をもつ疾患は何か、水素になぜそうした効果があるのかというメカニズムの解明などを見守る必要があります。

「シリカ水」で

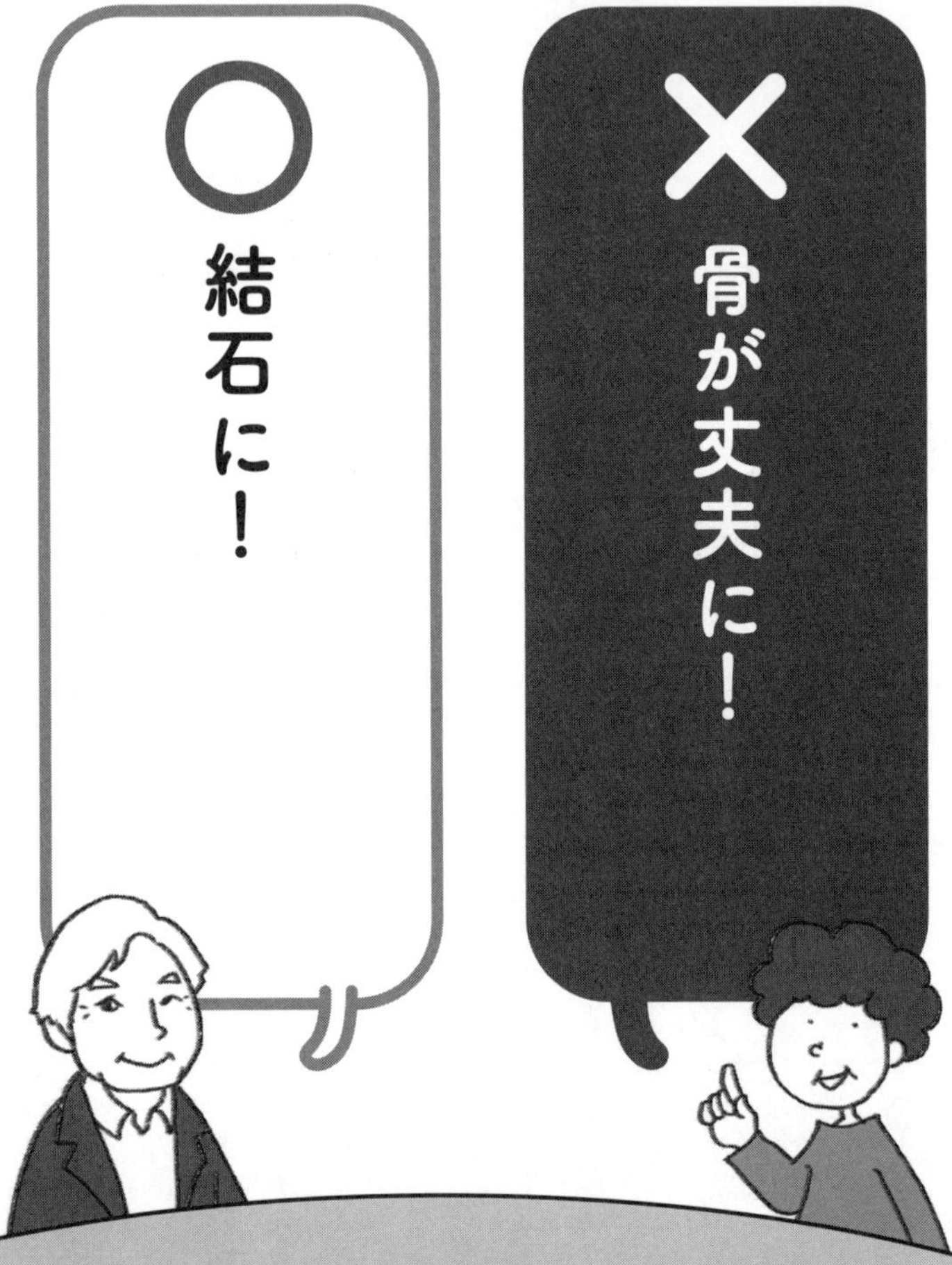

かつてシリカ水を推奨した医師には、薬機法（医薬品、医療機器等の品質、有効性及び安全性の確保等に関する法律）違反で書類送検された人もいます。

たしかに、シリカは皮膚や髪・骨などに含まれ、ヒトの体を構成する上で不可欠の成分ですが、体内で生成できません。また、シリカ水を推奨した医師の中には薬機法違反で書類送検された人もいます。

シリカは自然に摂取できる

「シリカ」は二酸化ケイ素のことです。ですから「シリカ水」というのは二酸化ケイ素が含まれた水のことを指します。

国民の健康の保持・増進、生活習慣病予防のために定められている「日本人の食事摂取基準（二〇二〇年版）」には、ケイ素の摂取基準というものはありません。土の成分の多くが二酸化ケイ素なので、植物が土の中から栄養素を吸収する時に、同時にケイ素も吸収しています。ですから、人は植物を食べるだけで自然にケイ素を摂取できます。その摂取量だけで十分だと判断されているのです。

たくさん摂ればよいわけではない

「日本人の食事摂取基準（二〇二〇年版）」によると、モリブデンという元素は一日に二五μgが推定必要量とされています。一方、一日に五〇〇μgを超える量を摂取してしまうと健康障害を引き起こす可能性が指摘されています。五〇〇μgと聞くと多そうですが、単位を変えると〇・五mg、ごく微量です。このように、少量は身体に必要でも「多すぎると毒」になるケースはいくらでもあります。必要なものがたくさん入っているからと、安易に口に入れるのは危険です。

日本では霧島山近辺の水にシリカが多く含まれています。この近辺の犬にはシリカ尿結石という犬では珍しい病気が多発し、この原因がシリカをたくさん含んだ水である可能性が指摘されています（「鹿児島県で多発するイヌのシリカ結石についての報告」https://www.jstage.jst.go.jp/article/jpan/14/Suppl/14_Suppl_Suppl_73/_pdf/-char/ja）。

二〇二一年七月、メンタリストのＤａｉＧｏ氏が、YouTubeで路上生活者（ホームレス）や生活保護受給者を差別するような発言をし、これがネット上で大炎上しました。「自分にとって必要のない命は僕にとって軽い」「邪魔だし、臭いし、治安悪くなる」と彼は言ったのです。そこで、彼が〝のむシリカ〟の広告塔になっていることが話題になりました。

彼は現在（二〇二四年二月）では霧島天然水のＣＭに出ていません。「のむシリカで一二〇歳まで生きる」とも言っていましたが、「好きだから飲んでいるだけで、効果はない」とYouTubeで語っています。かつて「のむシリカ」をもち上げていた藤田紘一郎氏は二〇二一年五月に八一歳で亡くなりました。

シリカ水に健康上の効能はあるのか？

国民の健康の保持・増進、生活習慣病の予防のために定められている「日本人の食事摂取基準（二〇二〇年版）」では積極的接種を勧めているかというと、ケイ素の摂取基準はありません。ケイ素は人の体内の微量ミネラルとして骨づくりに必要ですが、現時点では、必要量が明確ではありません。どのくらい摂ればよいかがはっきりしていないのです。ただ土の成分の多くが二酸化ケイ素ですから、植物が土中から栄養素を吸収する時に同時にケイ素も吸収し、私たちは植物を食べるだけで自然に必要量のケイ素を摂取できているといると考えられます。

二〇二二年一二月七日、国民生活センターはインターネット上（https://www.kokusen.go.jp/news/data/n-20221207_2.html）で、次のように注意を喚起しました。

「ケイ素の摂取量は、通常の食事等からの摂取で不足することはないと考えられており、多く摂取することの有効性については明確な情報は見当たりません」

クラスターが小さい水は

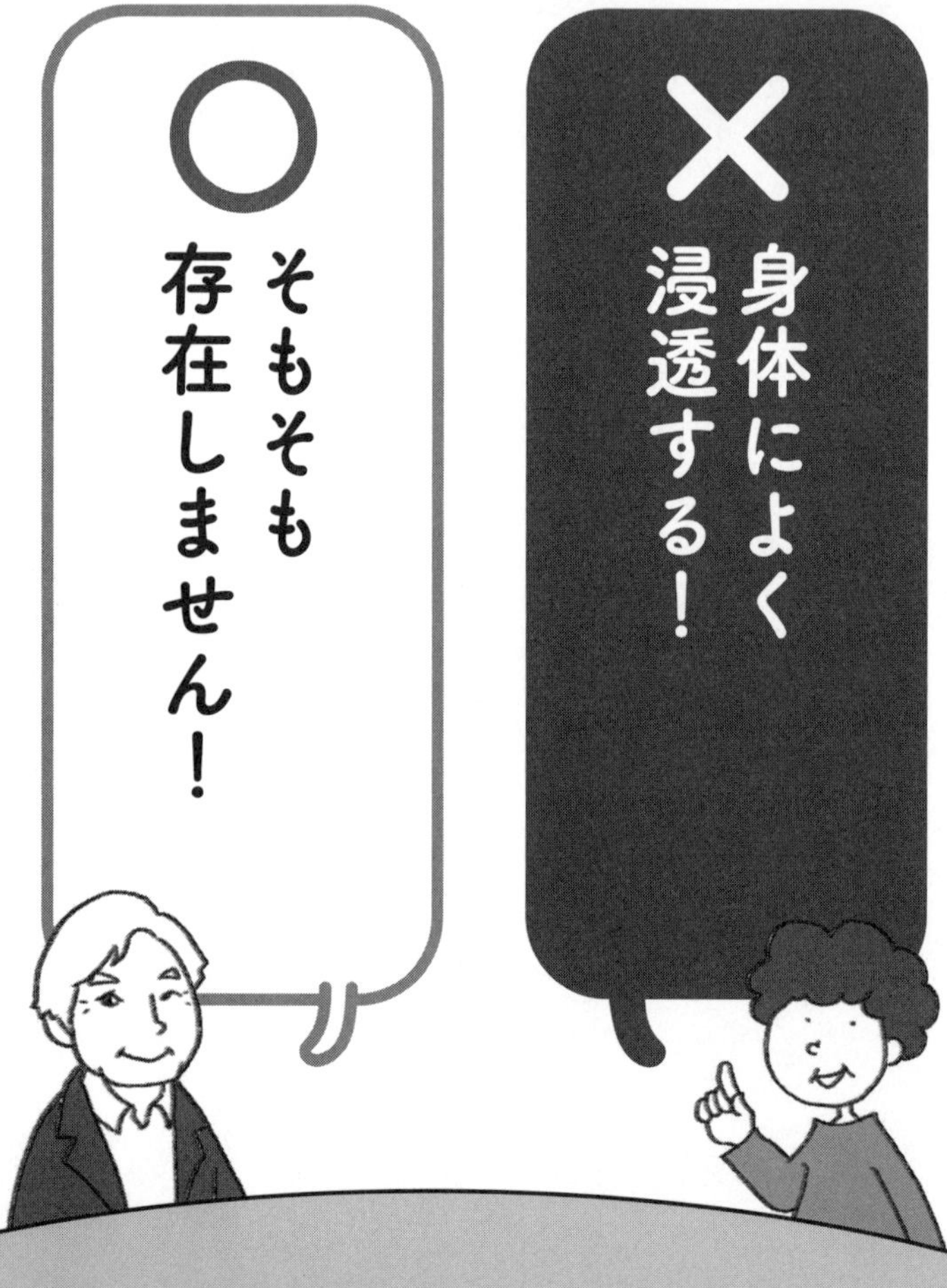

? クラスターが小さい水を飲むことは、血液がサラサラになり、血栓が作られにくくなったりして、体にいいんですよね？

! クラスターは極めて短寿命で、大きくなったり小さくなったり、刻々と形を変えているものです。クラスターサイズが大きい水や小さい水は、それだけを取り出すことはできません。

そもそもクラスターって何？

ニセ科学的水商品の説明によく出てくる言葉が「クラスター」です。「水は何らかのエネルギーを受けると、水の構造（クラスター）が小さくなって、細胞に浸透しやすくなり、植物の成長を促進したり、味がよくなったりする。クラスターの小さい水は健康にいい」というのです。

クラスターとは〝ブドウの房〟という意味であり、液体の水を構成する水の分子がブドウの房のように集まっていることをイメージして水のクラスターとよばれています。水の液体構造のモデルの一つが、一ピコ秒（一兆分の一秒）のオーダーで水分子の集まり（クラスター）が生まれたり壊れたりするというものですが、固定的なクラスターは存在しません。

水分子はつねに動き回っているので、クラスターの寿命は非常に短いのです。あるクラスターは次の瞬間にはこわれて、ふたたび別のメンバーからなるクラスターをつくり、刻々と構成分子が組み換わったクラスターに変化していきます。

☑クラスターのサイズを測る方法は、知られていない

「水のクラスター」がマスコミ的に有名になったのは、核磁気共鳴（NMR:Nuclear Magnetic Resonance）装置の販売元である日本電子の社員だった松下和弘という人物が、この装置を使って「酸素17のNMR半値幅」という値を求め、この値が小さい水はクラスターが小さくて健康によいという論文を発表したからです。これがマスメディアを通じて一気に広まったのです。（「現代化学」一九八九年Vol．一月、六二ページ～六七ページ）

これに対し大河内正一教授（法政大学生命科学部）らは「半値幅」はpHによって変化するものであって、クラスターの大小を表すものでないことを科学的に明らかにしました。ですから松下説は否定されているのです。ところが「科学的に否定された」ということが一般の人には広く知らされていないので、松下説は今も水商売での水の説明に大活躍です。

「水が活性化する」とか、「水のクラスターが小さくなる」とか、科学的に検証されていないことを唱えて、〝飲めば健康になる〟という能書きで人々をだましています。こうした宣伝文句が出てきたら、その商品は科学的に怪しい商品だと思って間違いありません。

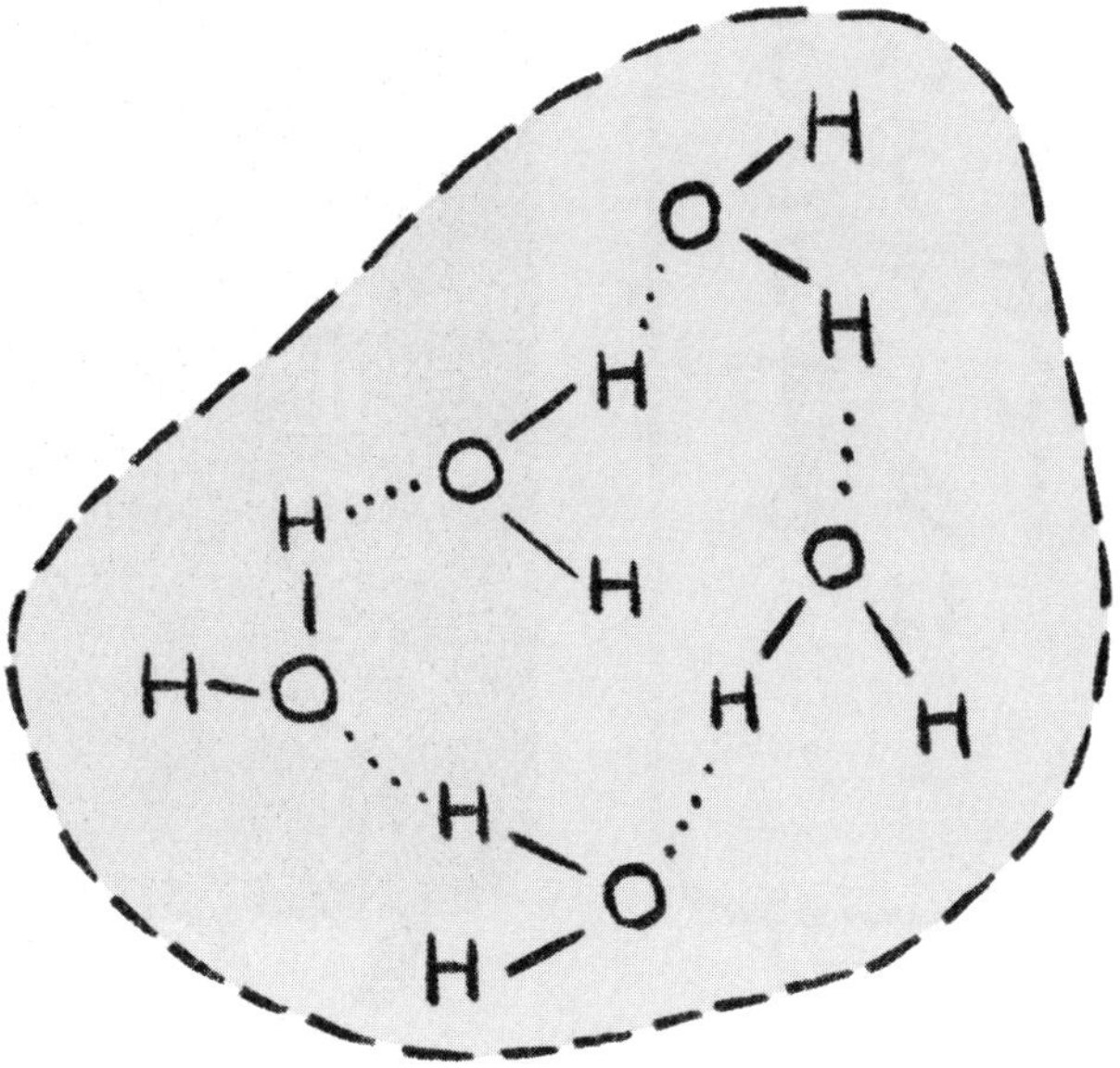

水のクラスターは刻々と構成分子が組み変わる

磁石で水を活性化すると

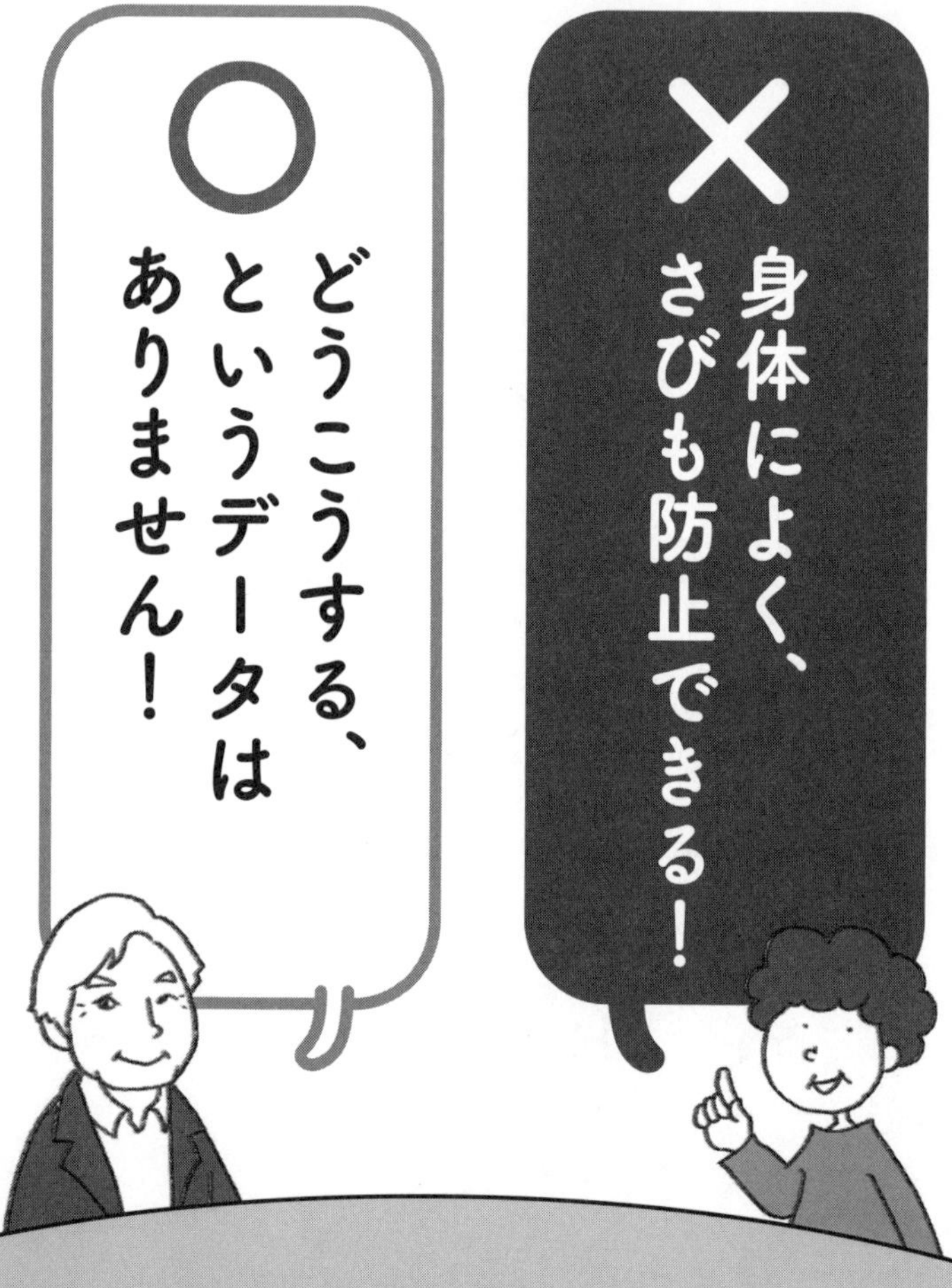
×
身体によく、さびも防止できる！
○
どうこうする、というデータはありません！

？ よく電車に広告がありますよね？　家庭で使う水がおいしく、からだによい水になって、水あか防止や赤さびを黒さびに変える効果があると謳ってますよ？

！ 「磁場にさらした水が特別な効果を持つ」という装置の広告のようですが、磁場にさらした水と、そうでない水に違いがあることを証明する確かな実験結果は得られていません。

磁石の磁界(磁場)と水

物質は磁石に対して、鉄・ニッケル・コバルトのように引かれるもの（強磁性体）、アルミニウムのように非常に強力な磁石だと引かれるもの（常磁性体）、水や黒鉛のように強力な磁石に反発するもの（反磁性体）に大別できます。

水をたくさん含んだニンジンのようなものをぶら下げて強力な磁石を近づけると、ニンジンは磁石に反発します。また、水面に超強力な電磁石を近づけると、水面が凹みます。これを「モーゼ効果」と言います。ただし、水そのものが磁石に大きく影響されて「活性化する」とは考えられません。なぜなら、水分子は熱運動をしていますが、一〇の四乗ガウスという強力な磁石で水を磁化しても、その磁界エネルギーは常温における熱運動のエネルギーの千分の一ほどで、無視できるレベルだからです。

水中のイオンは磁界から力を受けるが……

カルシウムやカリウムなど、水に含まれるミネラル分は、電気を帯びた粒子（イオン）として存在し、水の流れに乗って動きながら磁界の影響を受けます。

磁石がつくる磁界は、磁界内の電流（電気を帯びた粒子の流れ）に力を及ぼします。左手で、親指を「力の向き」、人差し指を「磁界の向き」、中指を「電流の向き」とする「フレミングの左手の法則」を学校で学んだことがあるかもしれません。磁石の間をイオンになったミネラル分が動く時、そのイオンは「ローレンツ力」と呼ばれる力を受けます。ただしこの力はとても小さく、しかも、その力が作用するのは磁石の間を通る瞬間だけです。また水分子自体はローレンツ力を受けませんから、水そのものが変わることもあり得ません。

もし水分子そのものが磁気に影響されるとなれば、現在医療で威力を発揮しているＭＲＩは人体に大きな影響を与えることになるので、使うことが出来ないでしょう。

磁化水の効果について、現在のところ、データの再現性が確認されたものはありません。

磁気活水器の効果

二〇〇八年八月二〇日、国民生活センターは「水道水から有害な残留塩素などを除去・減少させる効果をうたう『磁気活水器』（六社六機種）をテストしたところ、効果は認められなかった」と発表しました。トリハロメタンや塩素を溶かした水を毎分一〇Ｌ、一〇分間蛇口から流して調査したところ、「磁気活水器」を取り付けても濃度に変化はなかったということです。国民生活センターでは、景品表示法に触れるとして、公正取引委員会に排除命令などの処分を要請しました。

水あか防止に効果があるか

水道管などに磁気をかけるとさびや水あかが防止されるという研究は旧ソビエト連邦などで行われていました。一九七七年にソ連のヴェ・イ・クラッセンによって『水の磁気処理』という書籍が発行されました（邦訳は一九八四年に出版）。その中に「磁気処理をした水は水あか防止に効果がある」というデータが示されているのですが、そのデータは再現性が弱いものでした。日本の大手水処理会社も追試をしましたが、効果は認められませんでした。

column 2

NMRやバイオの効果で赤さびを黒さびにできるか?

ニセ科学的水商品は飲みものだけではありません。

一般にマンションの給水管の寿命は二〇～三〇年とされており、配管工事には数千万円の費用と数週間の断水期間が発生してしまいます。

これに対し、NMR効果による電磁波やバイオのパワーで、水が活性化され、ガサガサの赤さびが緻密な黒さびになり、給水管の寿命を延ばせて、ほかにも多種多様な効果があり、格安だと主張している活水装置があります。

しかし、非常に科学的根拠が乏しく、NMR効果のものはステンレス筐体に数個の磁石が内蔵されただけの簡素な構造です。有意な強度の電磁波は検出されていません。公的機関からの問い合わせに十分に答えられない状況から、メーカーは活水装置の科学的根拠を持っていないと判断するしかありません。

第3章

体の中のニセ科学

免疫力を上げれば

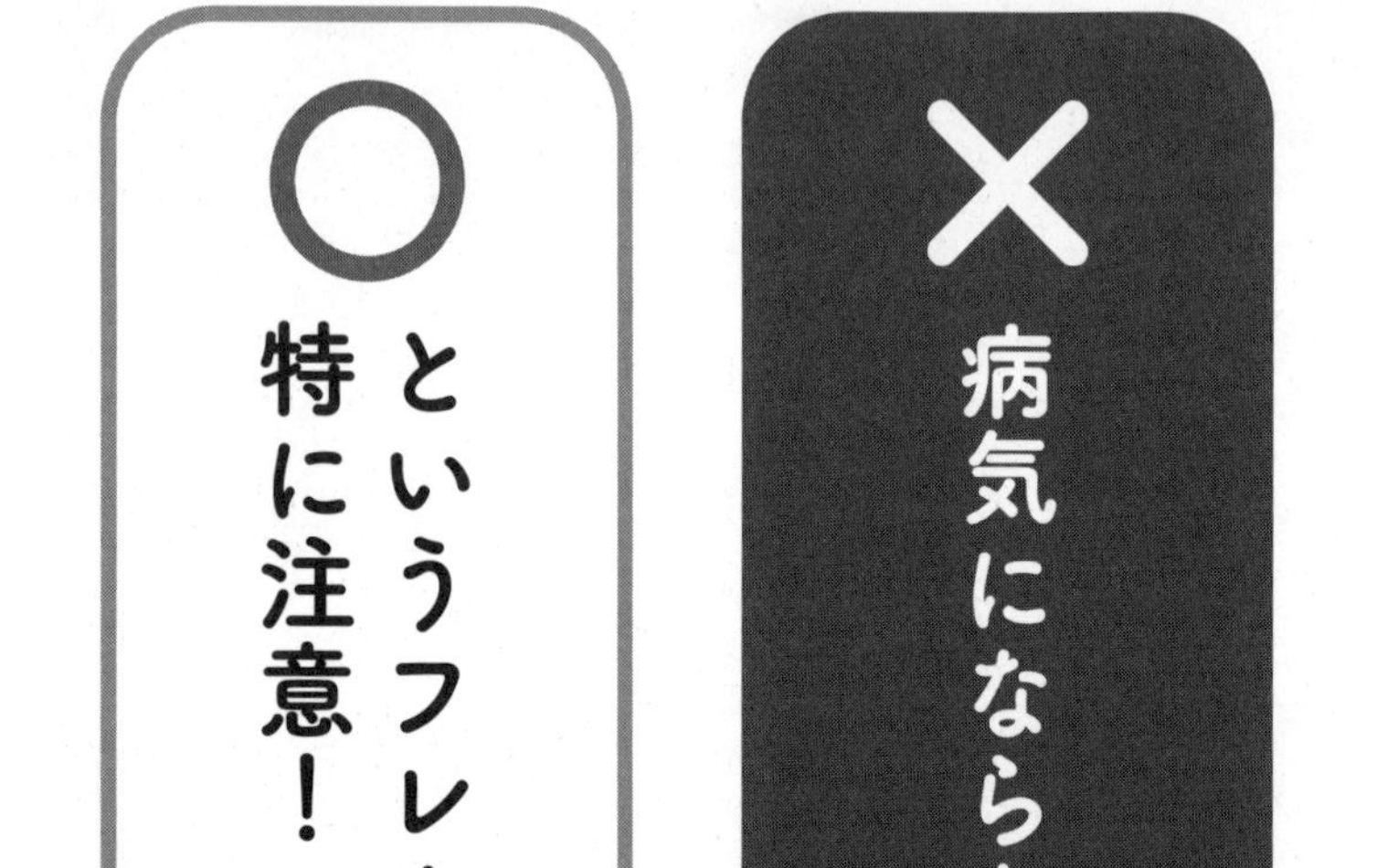
×
病気にならない！
○
というフレーズには
特に注意！

『免疫革命』（講談社＋α文庫）などの著作がある安保徹氏は、交感神経と副交感神経のバランスがくずれることが病気の元だとして、免疫理論による独自の療法を主張しています！

免疫力が強いか弱いか。これを医学的に証明することはきわめて難しいことです。なぜなら、免疫は一般に考えられているより、はるかに複雑だからです。

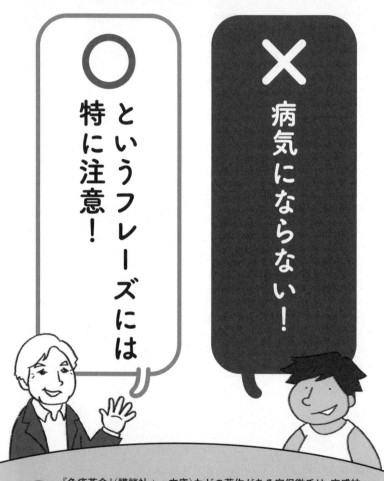

安保徹氏の、免疫理論に基づく独自の療法

具体的には「爪を揉むこと」で、副交感神経優位に導こうというものです。「爪を揉むとリンパ球が増え、免疫力が上がって、さまざまな病気が治る」と安保氏は言います。

また彼は、がんの標準治療、つまり三大療法（手術、抗がん剤、放射線）を受けているがん患者に「即刻、今受けている治療をやめてください。そうして副交感神経を刺激する、免疫力を強める生き方をすれば、一～二年もしないうちにがんは治ります」とも述べています。

さらに安保氏は、「免疫学の観点からは転移はがんが治る嬉しいサイン。転移はリンパ球が増え免疫力が高まってがんが治癒に向かっている証拠」、「リンパ球が増えるような療法を続けると、リンパ球に攻撃されたがんは攻撃に耐えられずそれでも生き延びようとして別の場所に移る、それが転移。転移というのは、がんがダメージを受け、断末魔の悪あがきをしている状態だ」といいます。

しかし転移は、決して「がんが治る嬉しいサイン」ではありません。「転移したのは、がんが治癒に向かっているから」などと言う臨床医はいません。安保氏は臨床医でなく、安保免疫理論を頭の中でつくり出していただけなのではないでしょうか。

彼は、「がんの痛みは治癒反応だ。痛みを我慢すればがんが治る。痛み止めを使ってはな

らない」とも主張していました。「がんの痛みを我慢すれば治る」というのもひどい話です。彼を信じてがんの痛みを我慢して死んでいった人たちには同情を禁じえません。

二〇一六年一二月六日、安保徹氏が六九歳で死去しました。死因は大動脈解離でした。

「こんな言葉があったら要注意!」の代表「免疫力」

新型コロナの不安に乗じてよく使われたのは「免疫力」という言葉です。

病原体から人体を守る免疫系。でも免疫系が過剰に働けば、症状が悪化したり、死亡することだってあります。新型コロナでも、サイトカイン・ストームという免疫の暴走が起こり、異常な量の炎症性サイトカインが作られてしまい、重症の病態になることがあるのです。またハチに刺されておこるアナフィラキシーショックも免疫系が過剰に働いた結果です。

このように免疫系はとても複雑で、免疫は、強すぎず弱すぎないということが重要なのです。でも「免疫力を高める」というと「健康によさそう」というアピールができるので、よく使われます。

健康や医学に関するニセ科学に、よく使われる言葉があります。ニセ医学に警鐘を鳴らしている小内亨医師は、「こんな言葉があったら要注意! ニセ医学がよく使う言葉、フレーズ」

（『RikaTan（理科の探検）』誌二〇一八年四月号通巻三一号）という論説で、次のような言葉をあげています。（http://www.rikatan.com/wiki.cgi?page=backnumberapr2018.html）

「新陳代謝」「免疫力」「脂肪燃焼」「セルライト」「抗酸化作用」「血液サラサラ・ドロドロ」「好転反応」「酵素」「デトックス」「アンチエイジング」です。

そして小内医師は、この論説で次のように述べています。

「免疫力が強いか弱いか？　この言葉を医学的に証明することはきわめて難しいといえます。なぜなら、免疫は一般に考えられているよりはるかに複雑であるからです。抗体を作り出す液性免疫、免疫細胞が直接攻撃する細胞性免疫という区別があるものの、免疫をコントロールするネットワークは複雑であり、それは巧みに制御されています。免疫が働かなくなれば、生体の防御が不充分になる一方、それが過剰に働けば、花粉症などのアレルギー疾患や膠原病などの自己免疫疾患を引き起こすことにもなります。つまり、免疫力を上げればよいという単純な問題ではないのです。『免疫力を高める』といった表現は要注意です」。

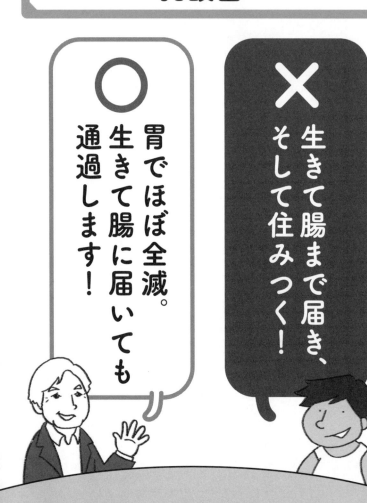

乳酸菌は

× 生きて腸まで届き、そして住みつく！

○ 胃でほぼ全滅。生きて腸に届いても通過します！

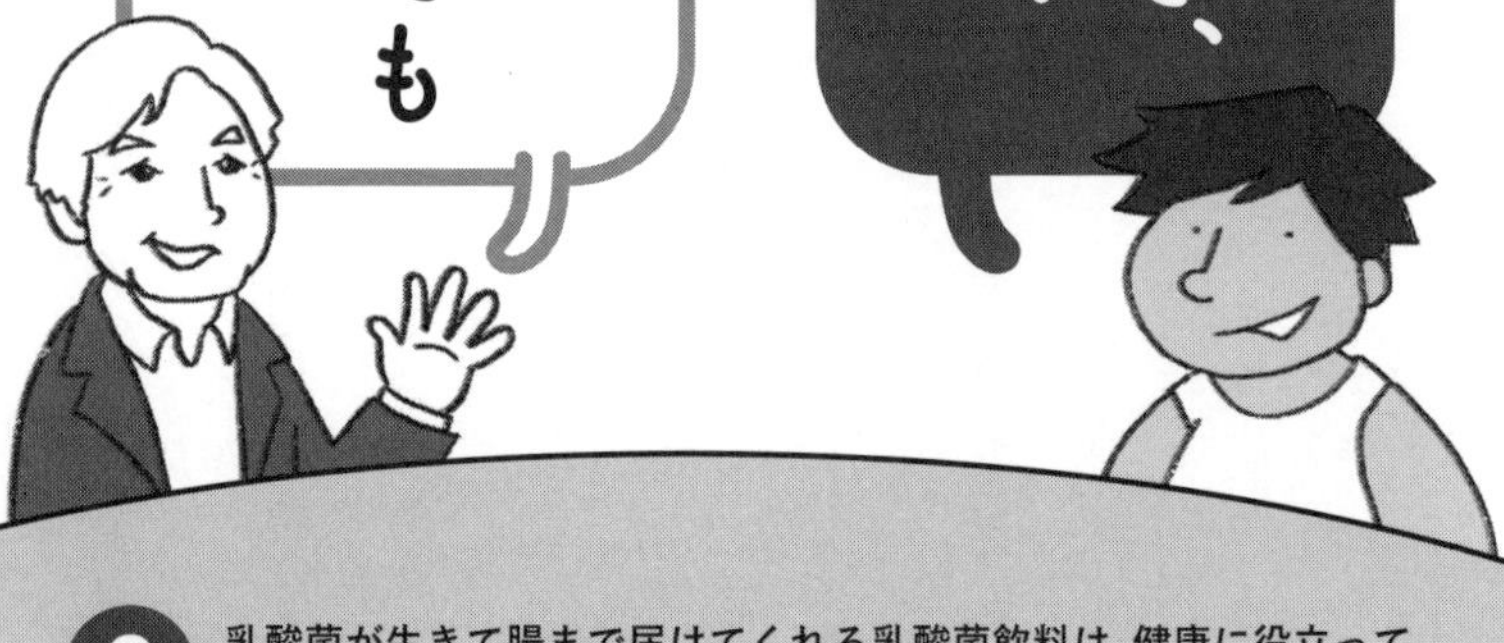

? 乳酸菌が生きて腸まで届けてくれる乳酸菌飲料は、健康に役立っているんじゃないんですか？

! 乳酸菌は胃酸や胆汁に弱く、胃や十二指腸を通過するときに、ほとんどが死滅してしまいます。そのため、ヨーグルトに配合されている乳酸菌の多くは、生きたまま腸まで届きません。

大腸に経口摂取乳酸菌は定着しない

ロシア生まれの微生物学者メチニコフは、二〇世紀初頭に「大腸内細菌がつくり出す毒素こそが病気や痴呆、老化の原因である」とする自家中毒説を唱えました。同時に、「ブルガリアのスモーリャン地方には長寿の人間が多く、その要因としてヨーグルトがある」として、彼がブルガリア菌とよんだ細菌が乳酸をつくり、この乳酸が腸内細菌を殺すという説を提唱しました。メチニコフ自身もヨーグルトを大量に摂取し、大腸を乳酸菌で満たして老化の原因である大腸内の菌を排除しようと努めました。

ところが、その後、生きた乳酸菌を摂取しても胃液で殺菌されてしまうため、腸まで届かないことがわかりました。また、生きて届く株もあるのですが、ほとんどは腸を通過してしまい、定着できません。

また、乳酸菌飲料を飲むと病気にかからず、長生きするということも、はっきりしてはいません。乳酸菌飲料をよく飲むブルガリア人の平均寿命も二〇二一年時点では七一・五一歳で、二〇世紀後半以降の統計では、他国に比して特別長いということもないのです。

因みに日本人の二〇二一年時点での平均寿命は、八四・四五歳です。

プロバイオティクスを過大視しない

今日では、乳酸菌やビフィズス菌を用いてつくった発酵乳飲料は、プロバイオティクスとされています。プロバイオティクスとは、人体によい影響を与える微生物、または、それらを含む製品、食品のことです。

プロバイオティクス産業によってつくられた発酵乳飲料がスーパーマーケットの棚に所狭しと並んでいます。他に、漬物（ぬか漬け）、キムチ、納豆などの発酵食品もプロバイオティクスに含まれます。

ビフィズス菌が腸まで生きて届くと、腸内を通過する間に乳酸や酢酸など、常在菌によい影響を与えるものを分泌したり、死んだ菌でも、菌体成分が腸内免疫細胞を刺激したり常在菌の餌になるので、腸内環境を良好に保つと考える研究者もいますが、今のところ、乳酸菌飲料を摂取することによる人体への効果を過大視しないほうがよいように思われます。

（光岡知足『腸を鍛える――腸内細菌と腸内フローラ』（祥伝社新書、二〇一五年）

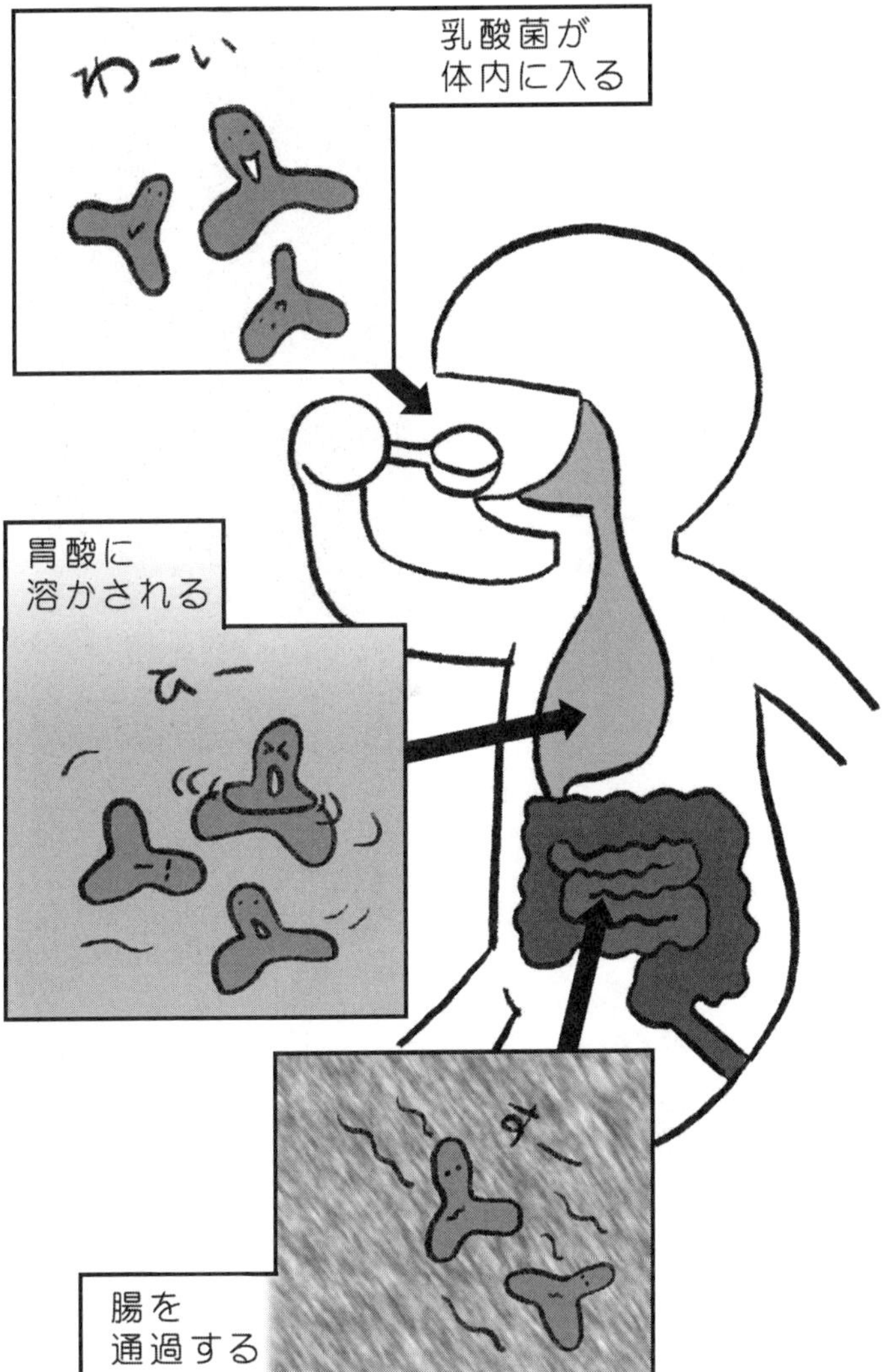
乳酸菌が
体内に入る
わーい
胃酸に
溶かされる
ひー
腸を
通過する
す一

体は

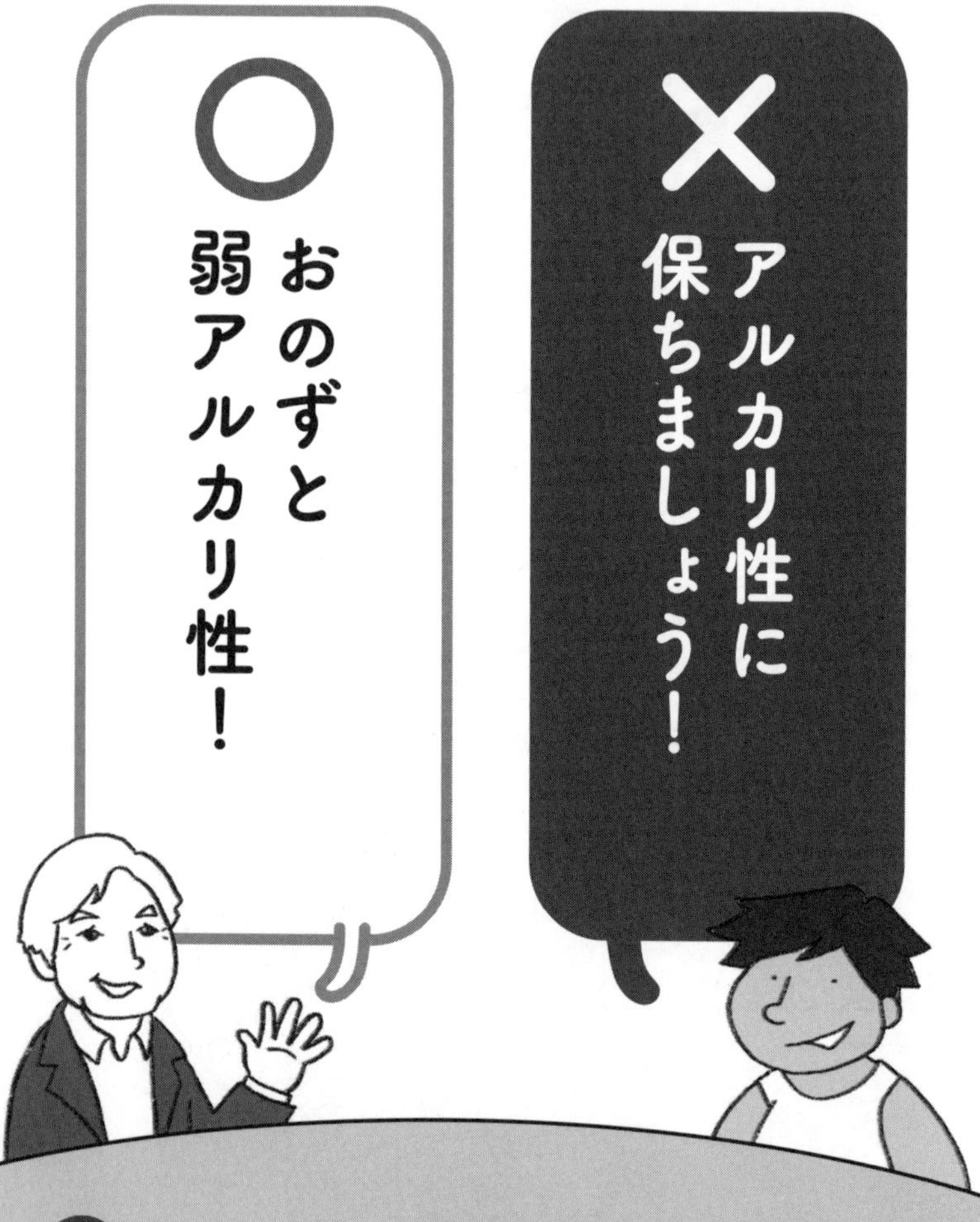
×
アルカリ性に保ちましょう！
○
おのずと弱アルカリ性！

？ 体をアルカリ性に保つべきで、そのためには、酸性食品ではなくアルカリ性食品を多く摂ることが好ましいはず！

！ 食べものによって身体が酸性やアルカリ性に傾く、というようなことはありません！

梅干しは、すっぱいのにアルカリ性食品?

梅干しやレモンはすっぱいのに「アルカリ性食品」と言われます。梅干しもレモンも、実際にリトマス試験紙などで酸性、アルカリ性を調べるとはっきりと酸性を示します。つまり、アルカリ性食品といっても、そのものがアルカリ性を示すというわけではないのです。酸性食品・アルカリ性食品の分類は、食品そのものではなく、食品中の有機物等を完全燃焼させた後、残った灰水溶液が酸性かアルカリ性か（pHがいくつか）で判別します。

梅干しやレモンがすっぱいのはクエン酸という酸のせいですが、クエン酸は、炭素・水素・酸素の三種類の原子が結合してできている（$C_6H_8O_7$）ので、燃やすと二酸化炭素と水になってしまいます。梅干しやレモンを燃やしてできた灰がアルカリ性を示すのは、この灰に炭酸カリウムというアルカリ性の物質が含まれているからです。

野菜や果物、大豆、牛乳などもアルカリ性食品です。これらにはカリウムのほかにカルシウムやマグネシウムなど、アルカリ性の物質を作る元素が多く含まれています。

他方、肉・魚・卵・乳製品・豆類など、タンパク質の多い食品は酸性食品と呼ばれています。タンパク質の多い食品は硫黄やリンを多く含みます。硫黄やリンが燃えると二酸化硫黄（亜硫酸ガス）や十酸化四リン（水に溶かすとリン酸）になり、それらが酸性を示すのです。

酸性食品を食べると体内が酸性になる？

食品を、燃焼したときの灰によって分類したのは「体内でも、食品の燃焼と同じような反応が起こっている」と考えられていたからです。でも、燃焼というのは七〇〇℃以上の高温で急激に起こる激しい反応です。体内での反応をこれと同じように考えるのは正しくありません。現在では、体の中で起こっている様々な反応がわかってきているので、食品の燃えかす次第で体が酸性になったり、アルカリ性になったりすることはない、ということがはっきりしています。

体の中の血液は中性に近い、弱アルカリ性に保たれています。pHとしては七・四です。変動するにしても七・三五～七・四五の範囲です。生体内でpHが大きく変化すると、酵素の働きに大きな影響が生じるのです。酵素の働きが異常になると体のあちこちがおかしくなりますから、体内のpHが大きく変化しないよう、いろいろな調整が行われています。

ですから、たとえば酸性食品に分類された食品だけを摂り続けたとしても、体内は酸性になりません。実際、過去に、そのような実験（一〇日間、酸性食品またはアルカリ性食品だけをとって血液の酸性・アルカリ性を調べる）が行われ、そのことが確認されています。

血液が酸性に傾くことはあります。それは、食品のせいではなく、肺や腎臓などの病気の結果なのです。血液が酸性になると長く生きるのは難しいとされています。

血液が正常よりアルカリ性に傾くと、動悸、息切れ、吐き気、手足のしびれがおこってきます。血液のpHが六・八〜七・六の範囲を出ると、つまり、酸性に傾きすぎてもアルカリ性に傾きすぎても、生きることが難しくなります。

「アルカリ性食品やアルカリ性飲料は体によい」は嘘！

どうも、日本人は「アルカリ」という言葉に「健康によい」というイメージをもっているようです。欧米の栄養学界で「酸性食品・アルカリ性食品の分類は無意味だ」とされた後も、わが国の栄養学者の一部が古い考えにしがみつき「肉は酸性食品だから体によくない」とか、「野菜はアルカリ性食品だから体によい」などという考えを広めたからではないでしょうか。

食品を酸性食品・アルカリ性食品にわけることを止めるべきです。

発泡酒なら

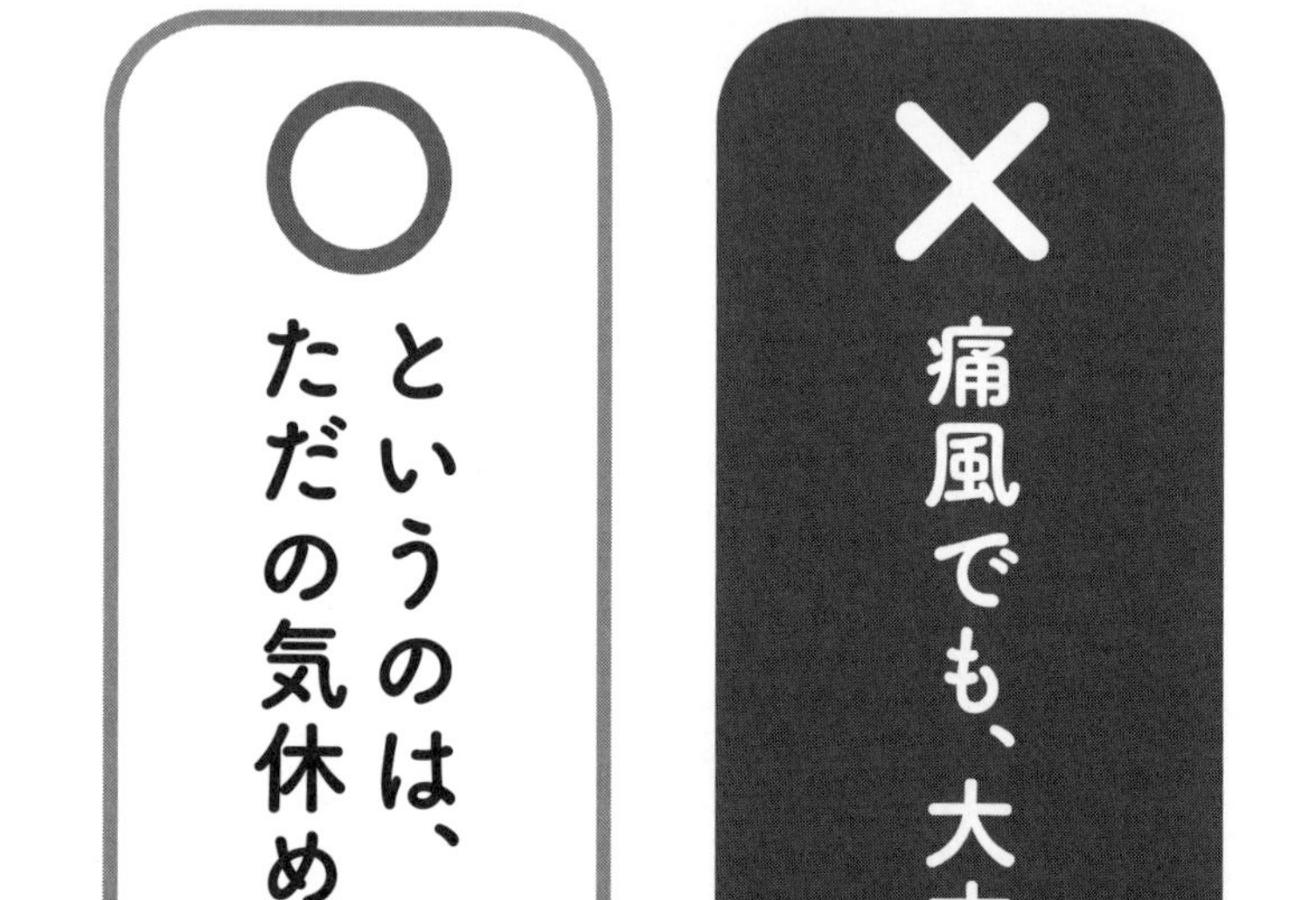
×
痛風でも、大丈夫！
○
というのは、ただの気休めです！

? 痛風の原因ってプリン体でしょ？　だからビールは飲みたいけど痛風が怖い人は、プリン体の少ない発泡酒ならいいのでは？

! カロリーを抑えて栄養バランスのよい食事を摂ること、そして適度な運動を続けること、それが痛風の改善に大事なことです。

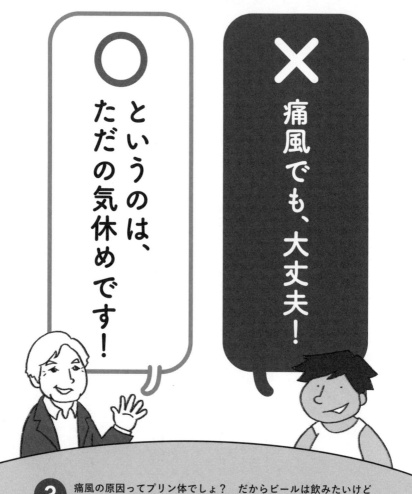

プリン体は身体中にある

私たちの体は約三七兆個の細胞から作られています。そして、これらの細胞が、常に壊れては新しく生まれるという新陳代謝を繰り返して、生命が維持されています。細胞の一つひとつには、遺伝情報を担う核酸（ＤＮＡやＲＮＡ）があります。これらの核酸を構成する成分のひとつがプリン体です。古くなった細胞が壊されると、核酸も分解され、プリン体がつくられます。

プリン体のほとんどが体内でできる

食事から体内に取り込まれるプリン体は、実は体内にあるプリン体全体の一〇〜一五％だけです。残りは体内でつくられます。ビールがプリン体を特に多く含むのは事実ですが、ビールから取り込まれるプリン体より、体内でつくられるプリン体の方が多いのです。また、プリン体は細胞の核酸を構成しているため、ビールに限らずほとんどの食品に含まれます。特にレバー、アンコウの肝、マイワシの干物など、お酒に合うおつまみにはプリン体が多く含まれています。

ビールも発泡酒も、飲み過ぎれば同じ

痛風というのは、足の親指などの関節が腫れて激痛におそわれる病気です。原因は、尿酸です。尿酸は、肝臓でプリン体が分解されるときにできる物質で、過剰になると結晶化し、関節などにたまって炎症を引き起こします。

アルコール飲料は、プリン体の含有量にかかわらず、尿酸の生産を促進する作用と排泄を低下させる作用を併せ持ち、尿酸値を上昇させます。ですからビールを発泡酒に変えても、結果は変わらないのです。通風を避けたければ、アルコール飲料を控え、適度な運動によって減量することが大切です。

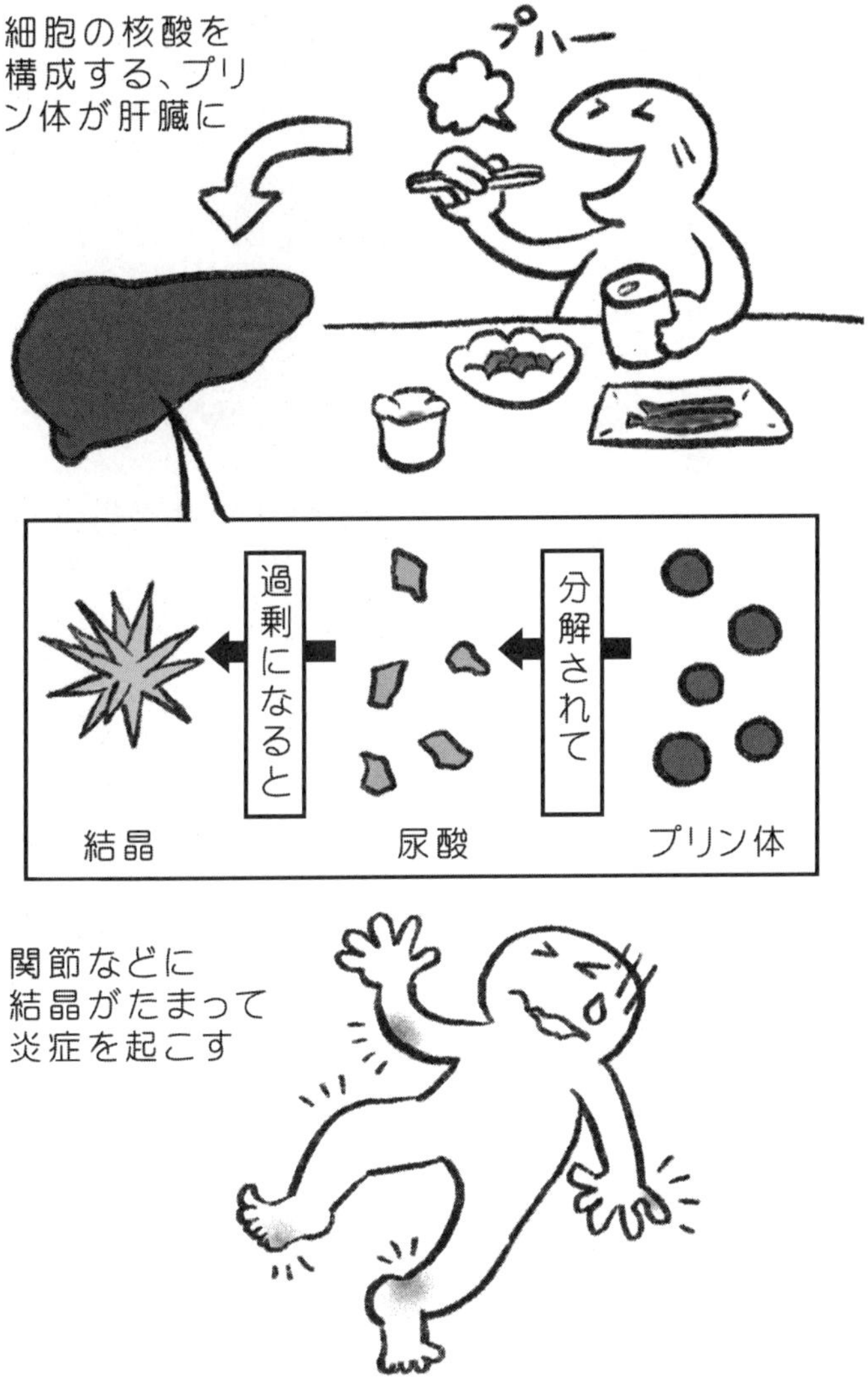

細胞の核酸を
構成する、プリ
ン体が肝臓に
プハー
分解されて
過剰になると
結晶
尿酸
プリン体
関節などに
結晶がたまって
炎症を起こす

紅花油で

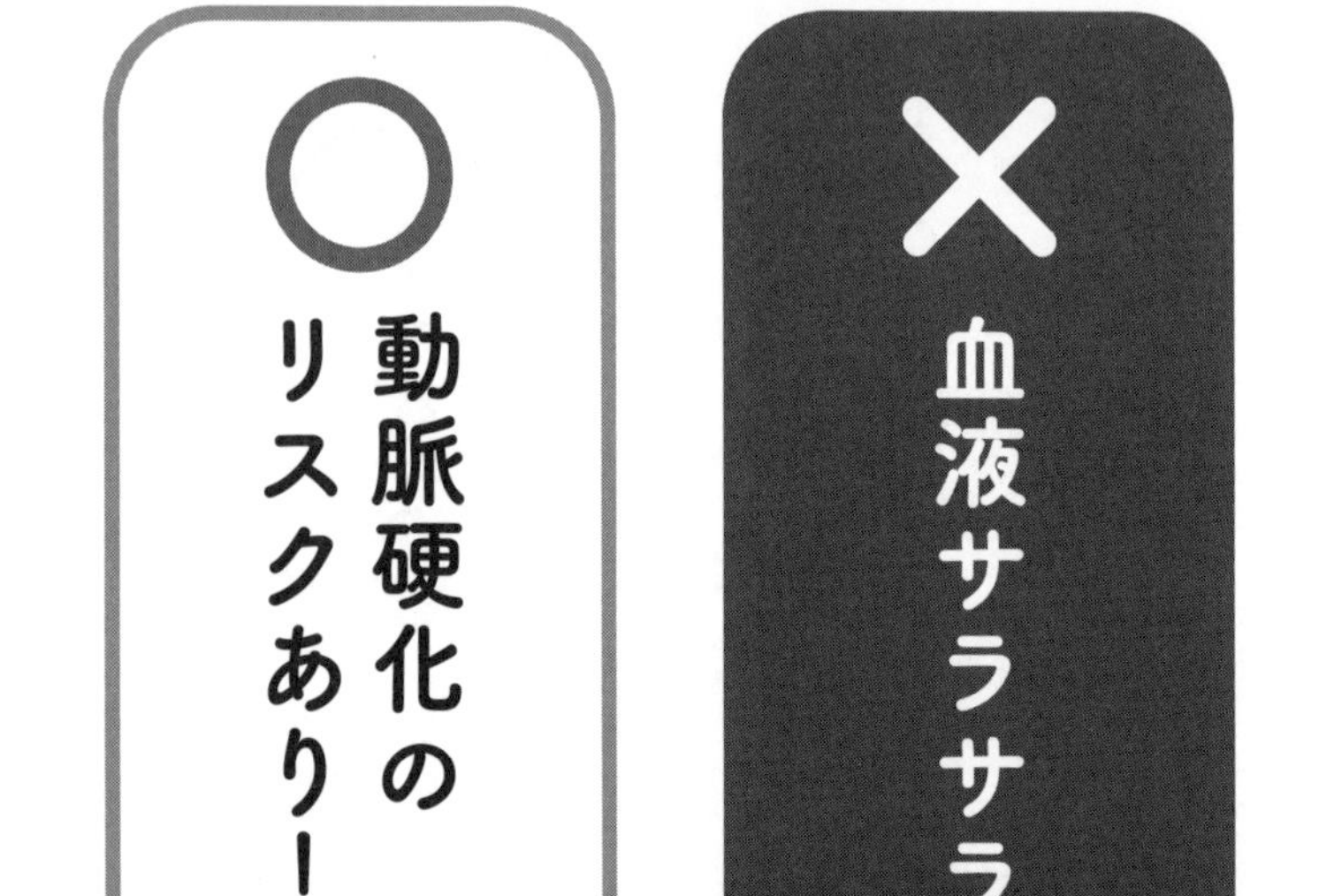

？ 血液はサラサラなのが理想でしょ？　紅花油などに多く含まれるリノール酸は赤血球膜を軟らかくすることで血液をサラサラにするはたらきがあって、身体にいいはずでは？

！ 逆です！　紅花油に多く含まれるリノール酸は、コレステロールを減らしてしまい、血小板を凝集させ、血液を固まりやすくさせる性質があることが明らかになりました。

テレビ番組が火付け役

「血液サラサラ」という表現は、二〇〇〇年ごろからメディアに頻繁に登場するようになりました。流行の火付け役は、NHKの「ためしてガッテン」のようです。それ以降、「ためしてガッテン」で継続的に取り上げられるようになり、あっという間に流行しました。

「ためしてガッテン」のサイトで、二〇〇六年八月三〇日放送「五〇〇回記念！　徹底検証・血液サラサラの真実」を見ると「ガッテンが火付け役となって以来ブームとなった『血液サラサラ』という記述があります。この番組で、血液の流動性を調べる装置MC－FAN（エムシー・ファン）の画像が示されました。毛細血管の直径平均七㎛（マイクロメートル）に対して赤血球の直径は八㎛ですから、赤血球は変形しないと毛細血管を通ることができません。白血球も同様です。血小板は毛細血管の直径より小さいのですが、細い血管を通る際に凝集しやすい性質を持っています。その装置はシリコン基板に幅七㎛の溝を掘ることで人工的な毛細血管をつくり、そこに血液を流します。そして赤血球や白血球の変形能（しなやかさ）や血小板の凝集能（固まりやすさ）を見るのです。

この装置で、血液がサラサラではない、つまり血液ドロドロだと判定されても、体内で動脈硬化がおきている証明にはなりません。毛細血管が詰まることと心筋梗塞や脳梗塞などの病気とは直接関連していないのです。なぜなら、これらの病気の原因である動脈硬化が起こるのは、毛細血管よりはるかに太い血管だからです。さらに、この装置による検査は健康保険の対象になっていません。医療に使えるほどの定量性がなく、再現性が弱いからです。また、血管を流れる赤血球の量が少ない貧血の状態では血液がサラサラ流れますが、健康とはいえません。

二〇〇七年に「あなたの血液サラサラ度を判定」商法で健康食品や健康改善グッズなどが売り出され、詐欺・悪徳商法として検挙されています。

リノール酸信仰に警鐘！

一九六〇年代半ばから、紅花油のようなリノール酸を多く含む油脂には血中コレステロールを下げる効果があり、健康によいという考え方で栄養指導がなされました。これを〝リノール酸信仰〟といいます。

ところが、近年、リノール酸の摂りすぎはむしろ動脈硬化、心臓病、がん、アレルギーの原因になるという説が主流となってきています。リノール酸を摂りすぎると、血液凝集作用や炎症をひきおこすアラキドン酸の生成を促進させてしまうことがわかってきました。

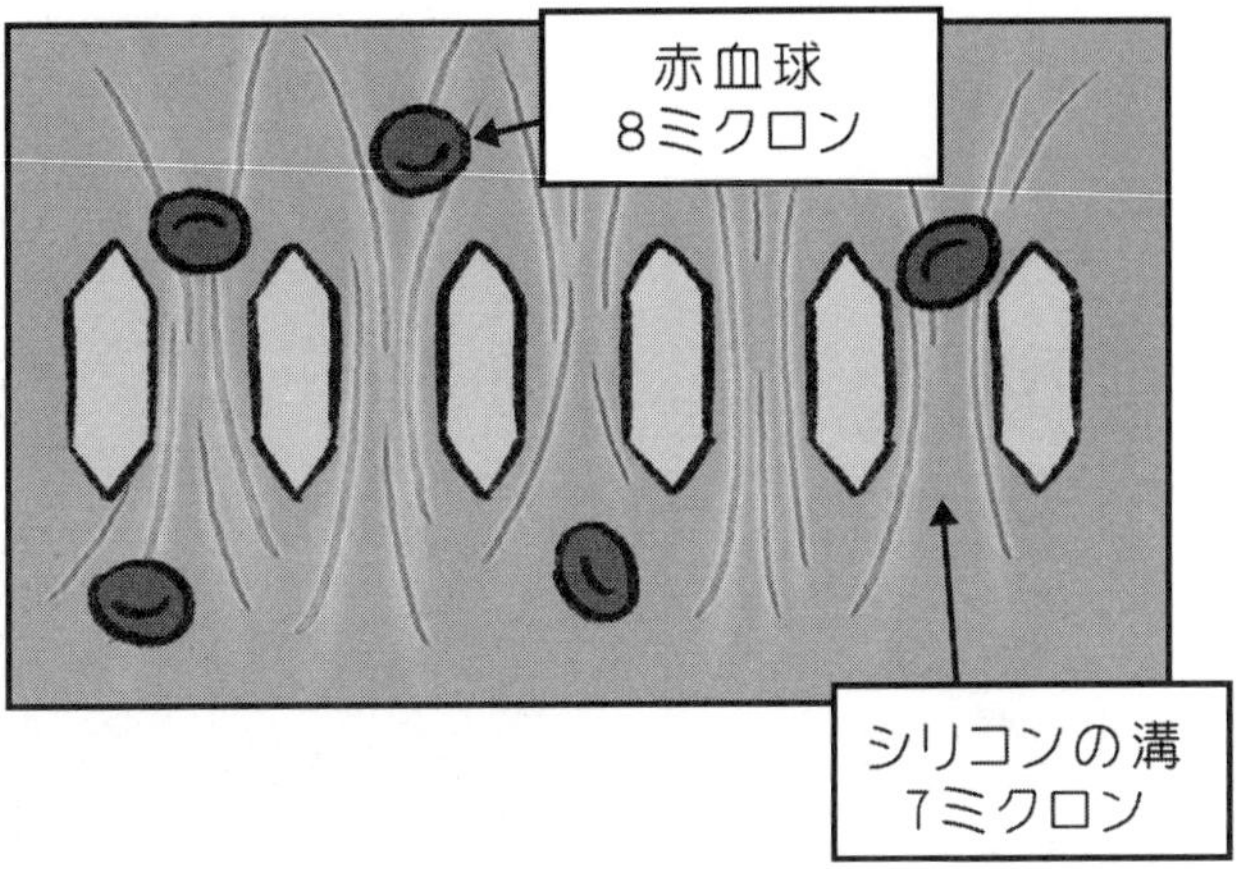

私たちはリノール酸信仰はやめて、油の摂りすぎに十分注意したほうがよさそうです。

健康の基本は、バランスのよい食事

リノール酸は体内で作ることができず、私たちが健康に生きていくために必要な必須脂肪酸の一つです。しかし、リノール酸以外にもリノレン酸やＥＰＡ、ＤＨＡ等の脂肪酸が動脈硬化を予防し、血管を丈夫にするはたらきがあることがわかってきています。サラサラ血液ということばに踊らされるのではなく、これらの脂肪酸を含む油をバランスよく摂取して健康的な血管をつくることが大切なのです。

イライラするのは

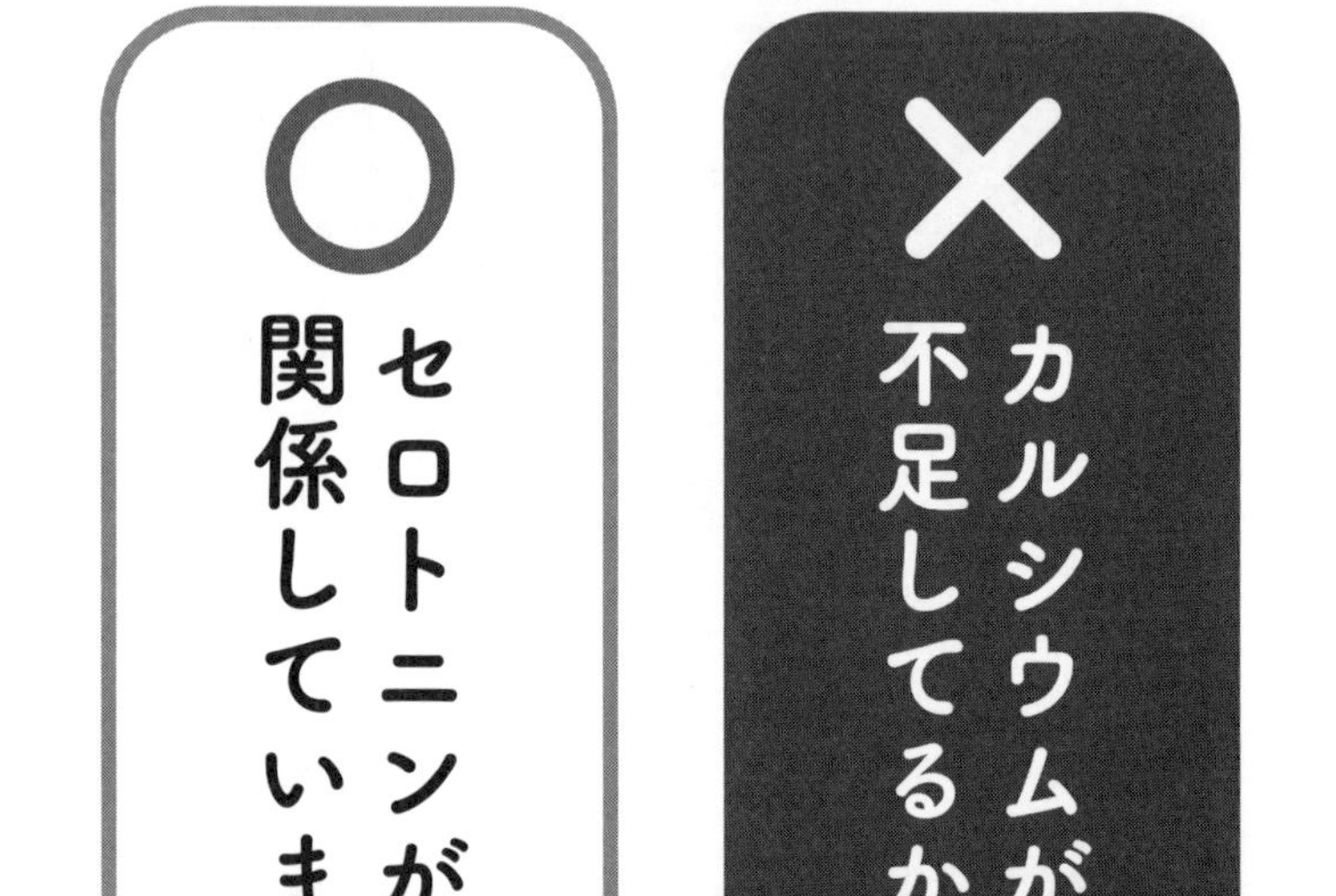
×
カルシウムが不足してるから！
○
セロトニンが関係しています！

? 血液中カルシウム濃度が低下すると、情緒不安定、集中困難といった精神症状が起きることは医学的に認められているはずです！

! イライラの原因は、カルシウム不足に限定できず、様々な要因が関係しています。バランスが取れた食事とともに、人間関係や社会生活の充実を図ることが大切です。

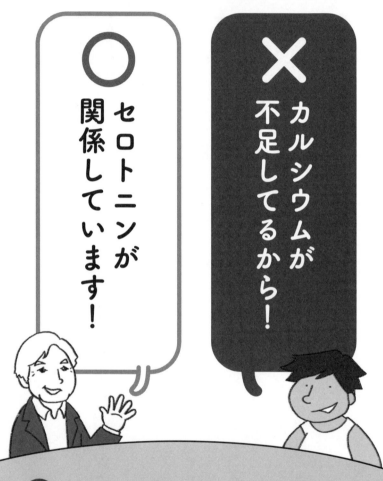

洋食化とカルシウム不足との関連

一九七〇年代は、日本の高度経済成長期であり、ストレスについての話題がよく取り上げられていました。

当時は、和食から洋食への傾向が強まるとともに、タンパク質を取るのに魚よりも肉中心の食生活が多くなり、それに伴って人々のカルシウム摂取量が減少しました。このようなことから、カルシウム不足とストレスが関連付けられたものと考えられます。

カルシウムは、体内で濃度調整されている

人体では、カルシウムや鉄や亜鉛などの微量な元素が、生命維持のために必要不可欠です。カルシウムは、約九九％が骨や歯の材料になり、体内にたくわえられています。また、約一パーセントは血液と筋肉・神経など軟組織に存在し、脳や筋肉に信号を送る神経の情報伝達に不可欠な物質となっています。さらに血液中では血小板に多く含まれ、血液の凝固作用を担っています。

カルシウムが不足すると、骨からカルシウムが血液中に放出され、逆に過剰になると骨と

して貯蔵されたり、尿から排出されたりします。こうして、体内のカルシウムは、常に一定の濃度になるように管理されているのです。

イライラの原因

情緒不安定や集中困難といったイライラは、脳内の神経伝達物質であるセロトニンが関係しているのであって、カルシウム不足に直接起因するものではありません。

セロトニンは自律神経を整える「神経伝達物質」です。自律神経は活発な時間帯に優位になる交感神経と、寝ている時やリラックスしている時間帯に優位になる副交感神経の二種類あります。

セロトニンが十分分泌されていると、これら二つの自律神経のバランスが整い、精神が安定して、イライラすることが少なくなるのです。逆にセロトニンが不足すると、自律神経のバランスが乱れ、イライラすることが多くなります。ですから安定した精神を保つには、セロトニンの分泌が不可欠なのです。

セロトニンの増やし方

帝京大学医学部附属病院の功刀《くぬぎ》浩《ひろし》教授は次のように述べています。

「セロトニンを増やす方法の一つは食事の見直しです。セロトニンの原料となる『トリプトファン』を摂取するのが効果的ですが、トリプトファンは体内では生成されない『必須アミノ酸』のため、食べ物から摂取するしかありません。おすすめは納豆・豆腐・みそ等の大豆や牛乳・チーズ・ヨーグルトといった乳製品です。トリプトファンは大豆に含まれる『大豆たんぱく』と、乳製品に含まれるたんぱく質『カゼイン』に多く含まれているためです。もう一つ、セロトニンを増やすのに重要なのは『太陽の光』です。太陽の光が網膜を刺激してセロトニンの生成を活性化してくれます。またウォーキングのような一定のリズムを刻む反復運動もセロトニンの分泌を促進させるのでさらに大きな効果が期待できます」。

column 3

「好転反応」をうたうものには要注意！

健康食品・サプリメントを摂取した結果、体調が悪くなると、「効果のある証拠で、それは体の毒素が出ている時期」などといわれて、そのせいで使用を続けてしまう場合があります。これを、いわゆる「好転反応」といっています。

健康食品・サプでは、この好転反応という表現自体が薬機法違反反にあたります。好転反応に科学的根拠はありませんので、商品説明の表現として好転反応をうたうものには十分注意しましょう。

好転反応と信じて、使用中止や医療機関受診などの適切な対応が遅れれば、健康被害が拡大してしまうことも考えられます。「払ったお金がもったいない」などといって食べ続けた結果、病状がさらに悪化してしまったのでは、元も子もありません。

第4章

民間療法のニセ科学

マイナスイオンで

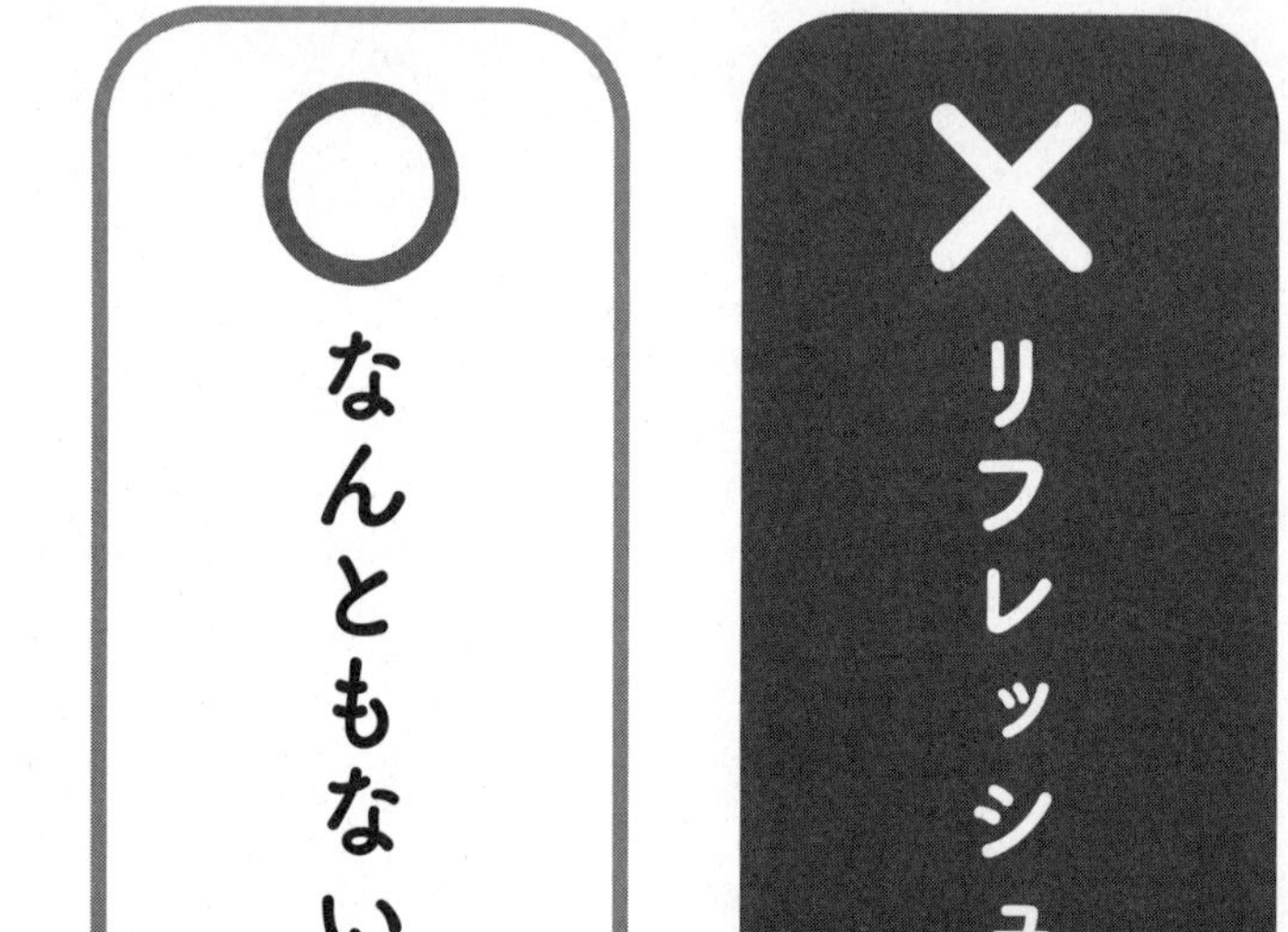

? 身の周りの電気製品が発するプラスイオンが体調不良の原因で、健康のためにはマイナスイオンが必要なのです！

! 2006年11月27日、東京都生活文化局はマイナスイオン商品のインターネット表示８件を科学的に検証したところ、マイナスイオンの発生に関する表示に客観性が認められないと指摘しました。

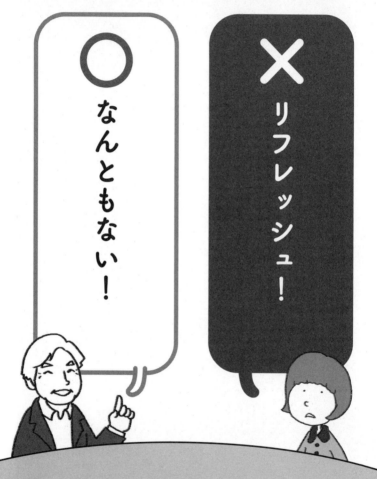

「マイナスイオン」という科学用語は、ありません

マイナスイオンは、マイナスの電荷をもつ粒子を指しているようです。でも、自然科学では、正の電荷を帯びたイオンは陽イオン、負の電荷を帯びたイオンは陰イオンと呼び、マイナスイオンという言葉は使用されていません。マイナスイオンとは、機器を製造・販売する業界などが広めた言葉で、科学用語ではないのです。

「マイナスイオン」発生機能が付いた電気製品

「納豆ダイエット」でねつ造が発覚して大問題になったテレビ番組「発掘！あるある大事典」（フジテレビ系）が、マイナスイオンブームの火付け役でした。一九九九年から二〇〇二年にかけてマイナスイオンの特集番組で、マイナスイオンの驚くべき効能について放映しました。

番組中で「プラスイオンを吸うと心身の状態が悪くなるのに対し、マイナスイオンは、空気を浄化し、吸えば気持ちのいらいらがなくなり、血液もドロドロでなくなり、アトピーにも高血圧などにも効く」、つまり「マイナスイオンは健康にいい」と言ったのです。こうして、番組の説明は科学的な根拠のないニセ科学であるにもかかわらず、「マイナスイオン」とい

う言葉は流行語になりました。

インチキ商品でも何でも、ばんばん売って儲けようという人たちは、マイナスイオンに飛びつきました。ついには、名の知れた会社もマイナスイオンを謳《うた》って商品を出しました。大手企業も、エアコン、冷蔵庫などの白物家電の差別化を図るのに利用したのです。マイナスイオン発生機能をつけたというパソコンまで販売される有様でした。

その他、マッサージ器・ドライヤーや衣類・タオルなどまで、広範囲の商品がマイナスイオン発生を謳いました。ゲルマニウムやチタンのブレスレットやネックレスも「マイナスイオンが出るから健康によい」という宣伝がなされました。トルマリンという鉱物入りの商品やトルマリンを使った水、磁石を使った水の処理器械までも、マイナスイオンを謳って販売されたのです。

いずれにしても、プラセボ（偽薬）効果以上の効き目はありません。

マイナスイオンなるものの実体がはっきりしない、健康によい証拠はない、ものによっては有害なオゾンを発生するものもある、などの理由から、現在ひと頃のブームは終わっています。

それでもマイナスイオンがニセ科学であることを知らない消費者をねらって、今でも商品の宣伝に、利用されることがあります。企業がまっとうな商品で適正な利潤をあげるのは当然のことですが、インチキ商品で儲けることは、社会にとって大きなマイナスではないでしょうか。

マイナスイオンを健康によいイメージの言葉に仕立てた

森、滝、水しぶきなどには、清浄で心身をリフレッシュできるというイメージがあるので、そのイメージとマイナスイオンを結びつけて、「マイナスイオン＝健康に良い」とのイメージがつくられたのでしょう。

ドイツの物理学者フィリップ・レーナルトは、滝などで水が粉砕されるときに、微小な水滴は負に、大きな水滴は正に帯電する「レーナルト効果のしくみ」を明らかにしました。滝の周辺に漂っているのは主に負に帯電した微小な水滴です。ただし彼は、人体への健康効果には触れていませんし、負に帯電した水滴をマイナスイオンと呼んでもいません。

ホメオパシーで

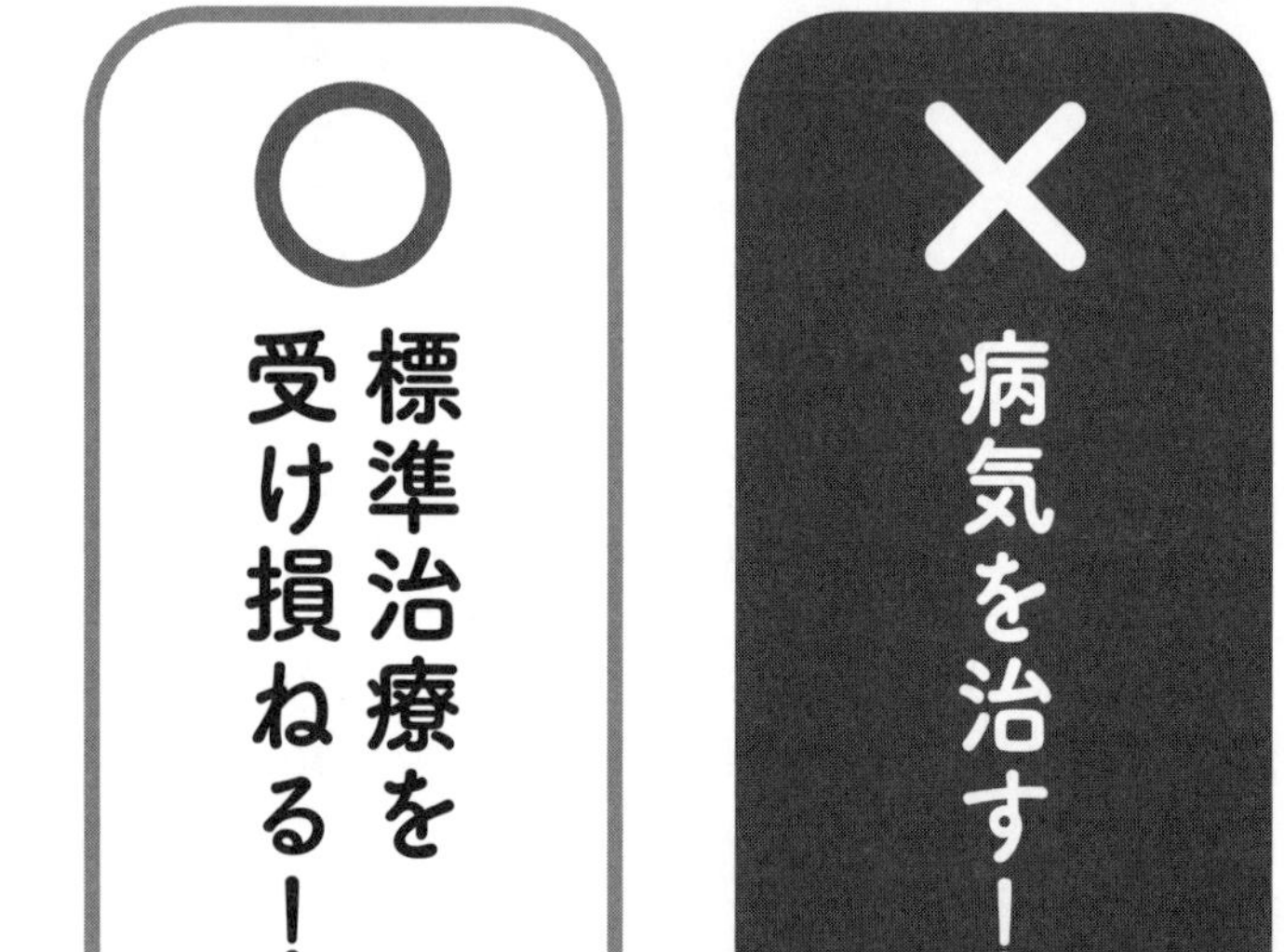

？ 英国ではホメオパシーが正当な医療として認められていて、英国王室御用達にもなっているではありませんか！

！ 2010年８月24日の日本学術会議・金澤一郎氏による会長談話で、ホメオパシーの治療効果は科学的に明確に否定されています。

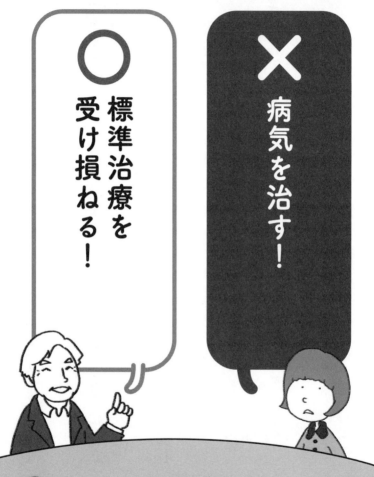

山口新生児ビタミンK欠乏性出血症死亡事故

二〇〇九年八月、山口市に住む女性が助産師の指導のもと長女を自宅出産したのですが、同年一〇月、長女は生後二ヶ月で硬膜下血腫で死亡しました。硬膜下血腫が発生した原因はビタミンK欠乏性出血症（新生児メレナ）であると考えられています。

母子を担当した助産師は「ホメオパシー医学協会」に所属しており、「ビタミンKの『記憶』や『波動』や『オーラ』を持ち、ビタミンKと同程度の効果を持つ」と同団体が主張していた砂糖玉（いわゆる「レメディ」）を、ビタミンKの代わりに新生児に舐めさせたことが分かりました。

二〇一〇年五月、母親は出血症の標準的な予防方法であるビタミンK2シロップを助産師が投与しなかったことが長女死亡の原因であるとして助産師を提訴しました。この事件はその後、助産師側が母親に和解金数千万円を支払うことで結末を迎えました。

ホメオパシーとは

ホメオパシーは、ギリシャ語で「同じ」という意味の「ホモイオス（homoios）」と「苦しみ」

を意味する「パティア（pateia）」を合わせた言葉で、西洋医学的医療に対する代替医療の一つです。症状を起こすものを薄めて砂糖玉にしみ込ませたものを「レメディ」と呼び、これを使うことによって、体に悪影響を与えることなく、症状だけを取り去るというのがホメオパシー療法です。

レメディというのは、植物、動物組織、鉱物などを水で百倍にうすめる作業を一〇数回から三〇回程度繰り返して作った水を、砂糖玉にしみこませたものです。こんな極端な希釈を行えば、水の中に元の物質がほとんど含まれないことは誰もが理解できるでしょう。「ただの水」なわけですから「副作用がない」ことはもちろんですが、治療効果もないでしょう。物質がほとんど含まれていないのに治療効果があると称することの矛盾に対しては、「水が、かつて物質が存在したという記憶を持っているため」などと説明されています。当然ながら、この主張には科学的な根拠がなく、荒唐無稽としか言いようがありません。

ホメオパシーの問題点

ホメオパシーで用いられるレメディにはほとんど有効成分が含まれていないので、効果がないかわりに副作用もないでしょう。でもホメオパシーにはまって、本来の治療を受ける機会を逃したり高価なレメディに多大のお金をかけてしまったり、といった問題が起こりがちです。

ホメオパシーでは、レメディ服用後に一時的に症状が悪化することを「好転反応」と呼びます。レメディに有効成分が含まれていないことを考えると、単なる病状の悪化と考えられますが、これを自然治癒力が増した証拠の好転反応と信じて、医療機関での治療をまったく受けずに悪性リンパ腫で死亡した事例があります。

ホメオパシーは、ドイツでは二〇〇四年から原則的に公的な保険では利用できなくなり、イギリスでもＮＨＳ（国民保健サービス：日本における健康保険に相当）が二〇一七年には公費負担を中止しました。チャールズ国王が代替医療好きでホメオパシーのためのロビー活動を行っていたことがありましたが、これは個人的な活動であり、王室御用達（三年以上の継続と王室御用達委員会による認定が必要）ではありません。

波動測定器(MRA)は

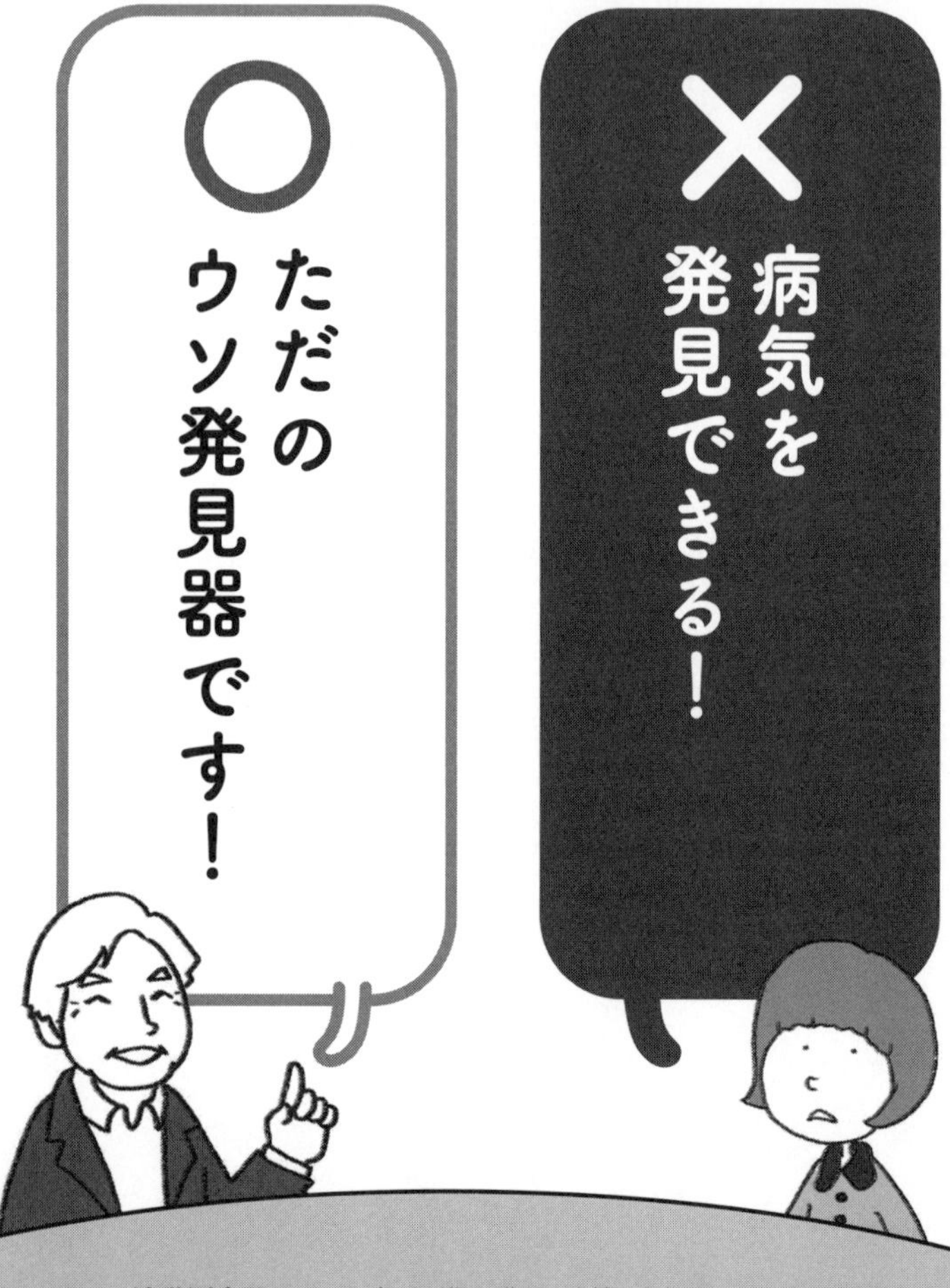

？ 波動測定器には、元素、組織や臓器、感情、病気などが、共鳴振動数に基づいてコード化されています。人を対象にすれば病気部分が、食品などを対象にすれば出た数値で波動の高さがわかるはず！

！ 波動測定器はインチキ治療に用いられます。『水からの伝言』は波動測定器の宣伝書でしたし、「EM菌」はEM菌関連の清涼飲料水の波動測定器で測り効能があるとしています。「トンデモは連鎖」します！

支える理論がニセ科学

開発者は、米国のロナルド・ウェインストック。彼の言う「すべてのものがそれぞれに固有波動を出している」という理論が、そもそも科学的ではなくニセ科学の類です。

波動測定器のもとをたどると、一九〇〇年代初頭のアルバート・エイブラムスのラジオニクスに行き着きます。彼は体を打診して共鳴音を聞き、病気を診断する医師でしたが、その経験から「波動を反射音を利用して検出でき、可変抵抗器などを使って数値で表せる」と主張しました。

波動測定器の正体はいわばウソ発見器

エイブラムスの診断法とは違って、測定者は、被験者の調べたいもののコードを入力し、測定器のプローブ（機器から出たリード線に接続された端子）を自分の手のひらに押しつけ、音を聞き分けます。ですからこの装置は、測定者自身の手のひら表面の電気抵抗をはかる装置なので、ウソ発見器の類です。

波動測定器を解体してみたら……

ある波動測定器を解体したら、ボリュームとよばれる可変抵抗を直列につないだだけのものでした。波動測定器にはいろいろバリエーションがあるのでもっと複雑なものもあることでしょう。でも、共通点があります。それは「測定者がセンサーになっている」ということです。そして、測定者が好きな数値を出せるものでもあります。

簡単に言ってしまうとニセ科学の波動は妄想の類なのです。それなのに、その波動をはかれるとする「ＭＲＡ」などの波動測定器があります。

大阪大学教授の菊池誠さんは、「ニセ科学の波動とは?」という問いの「おそらくもっとも正確な答は〝波動測定器で測られるもの〟である」と述べています。

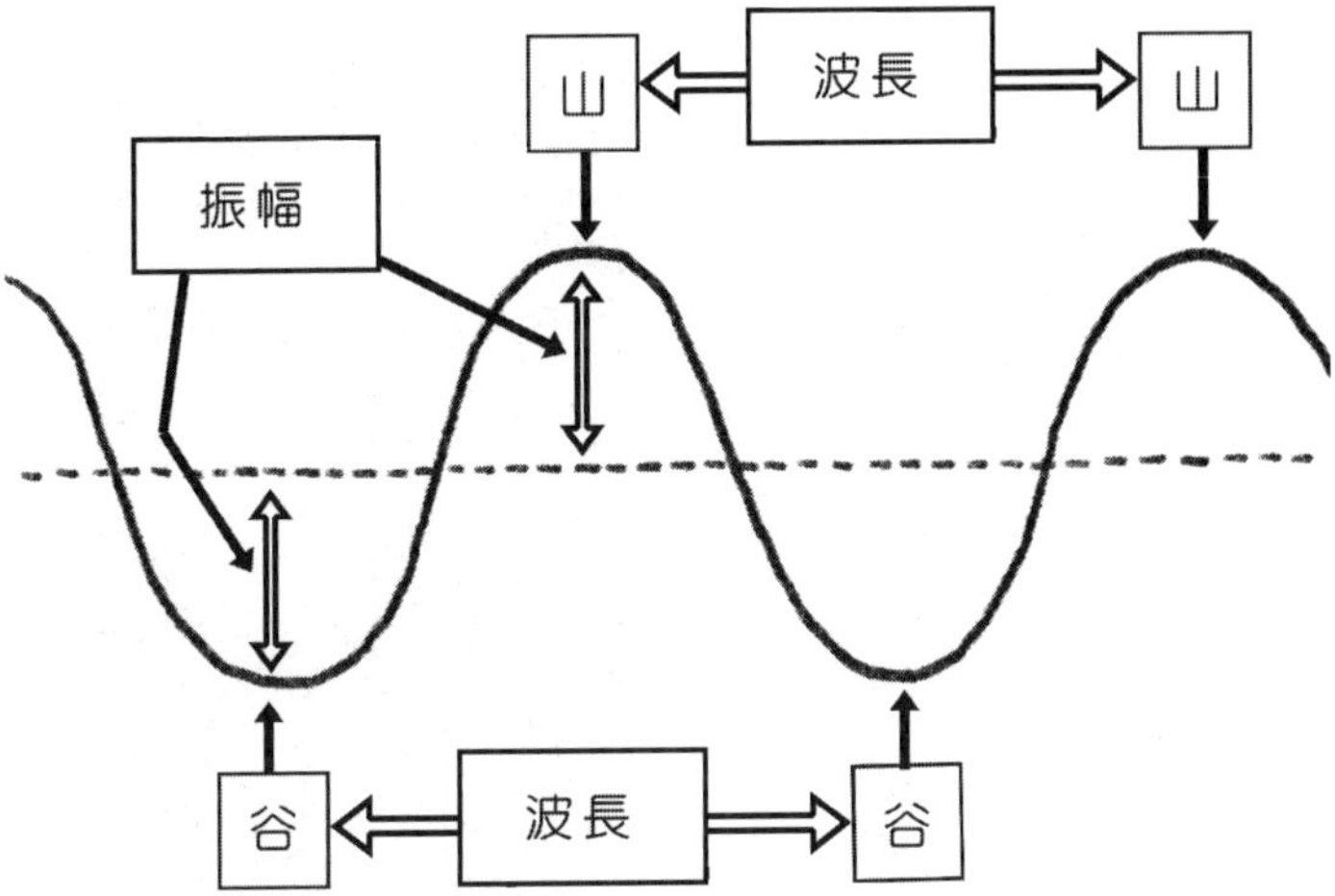

波動

汗を流して

✕ デトックス!

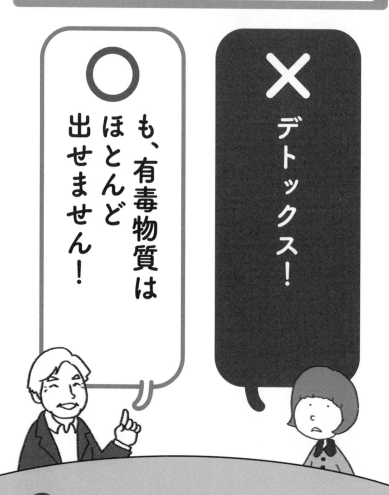

○ も、有毒物質はほとんど出せません!

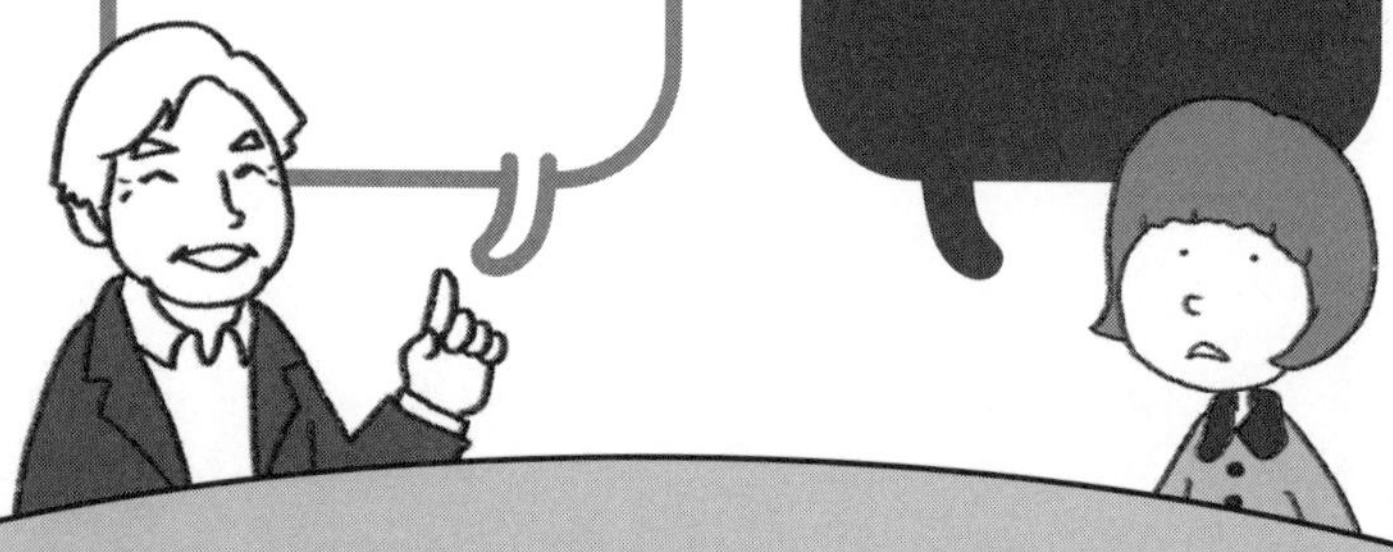

? 遠赤外線やホットヨガで発汗しても、デトックスしないんですか？

! 体のデトックス経路としては、便・尿・汗・爪・毛髪があり、主な排出経路の割合としては、便が75%、尿が20%と、便と尿が排出経路の大部分を占めています。

肝臓と腎臓のはたらき

栄養分と酸素から、生きるためのエネルギーを取り出すと、私たちの体の細胞中には二酸化炭素や水やアンモニアなどができます。

アンモニアは大変強い毒性をもっていて、たまると細胞が死んでしまいます。そこでアンモニアは、肝臓に運ばれ、毒性の低い尿素に変えられます。できた尿素は、腎臓でこしとられ、尿として膀胱にためられた後、体外に捨てられています。健康なら環境や食べ物からの有毒物質は主に肝臓で分解され、尿に混じって体の外に出されるのです。

デトックスとは？

汗の成分の大部分は水とミネラルですが、わずかに有毒物質も含まれています。デトックスとは、「解毒」という意味です。現代の「デトックス」は、身体から「毒」を取り除くことを意味するようです。この「毒」は、もともと水銀などの有害金属を指すようですが、ダイオキシンやポリ塩化ビフェニル（ＰＣＢ）などの有害化学物質を含める人もいるようです。

確かに私たちは、微量ではあるものの、食品から有害金属類を摂取しています。

そこで、一部の人たちは、日常的に摂取される微量の毒物を取り除くためにデトックスが必要だと主張します。デトックスと称して、サウナなどでの発汗、健康食品・サプリの摂取や健康機器の使用、コーヒー浣腸などが推奨されています。

汗による汚染物質の排出について、カナダのオタワ大学の運動生理学者で、体脂肪に蓄積する汚染物質の研究をしているインベルト氏らが調べた結果、普通の人が一日四五分間の激しい運動を行ったとしても、一日の発汗量はせいぜい二Lほどでした。そして、それだけの汗をかいても汚染物質は〇・一ng（ナノグラム・一〇億分の一グラム）以下しか含まれていませんでした。「普段の食生活で体内に取り込む汚染物質のうち、汗で出る量は〇・〇二%に過ぎません」と、インベルト氏は述べています。(https://natgeo.nikkeibp.co.jp/atcl/news/18/041200164/)

足湯フットバスの仕組み

機器には鉄などをふくんだ電極（たとえば鉄を主成分とするステンレス）が入っています。食塩水（塩化ナトリウム水溶液）に鉄電極を入れて電圧をかけると電気分解が起こって鉄などが溶け出す反応が起こります。この時できるのは主に茶色の水酸化鉄。これがどろどろの物体の正体です。足から出た毒素ではありません。

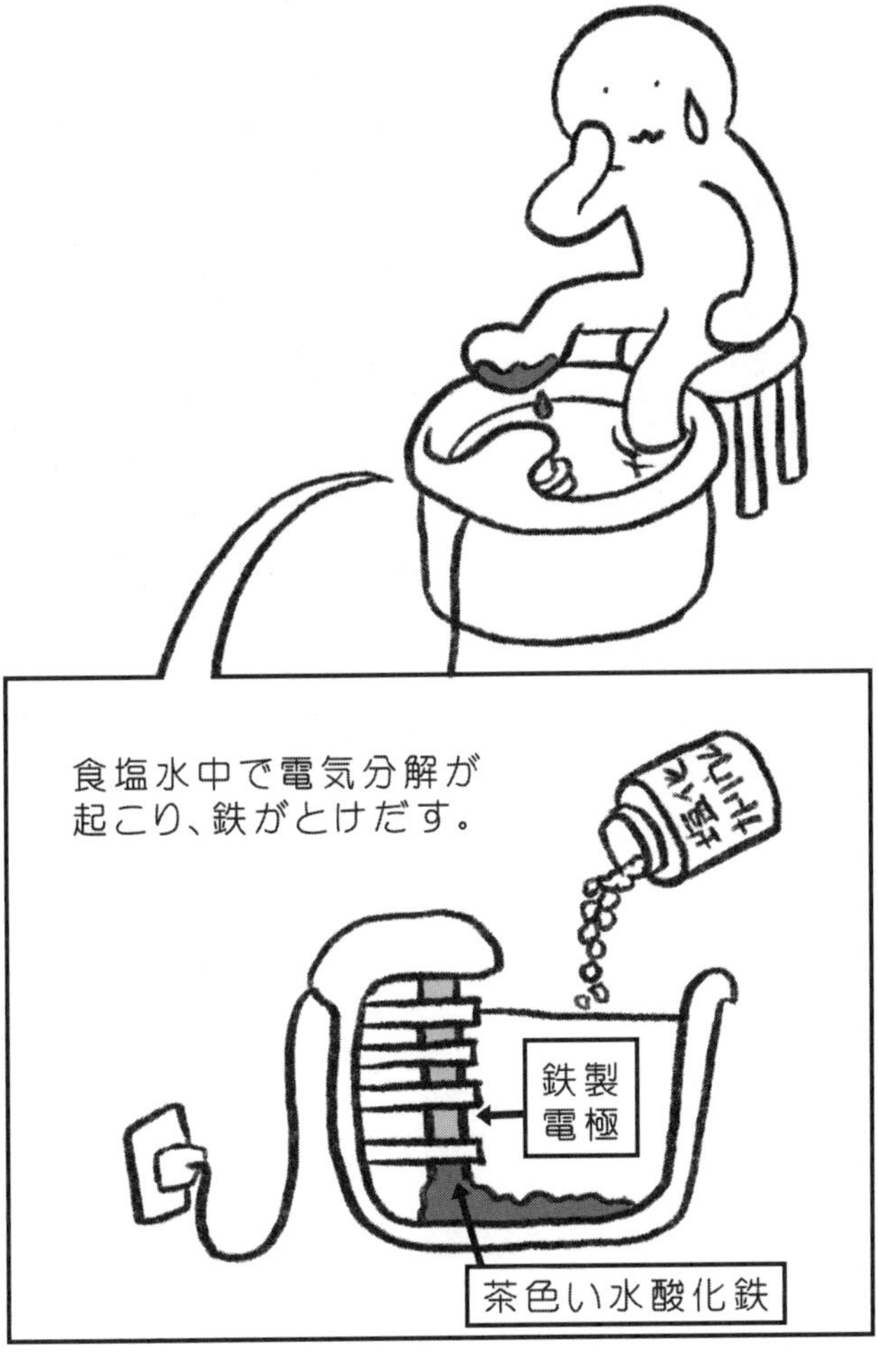
食塩水中で電気分解が
起こり、鉄がとけだす。
鉄製
電極
茶色い水酸化鉄

ゲルマニウムブレスレット

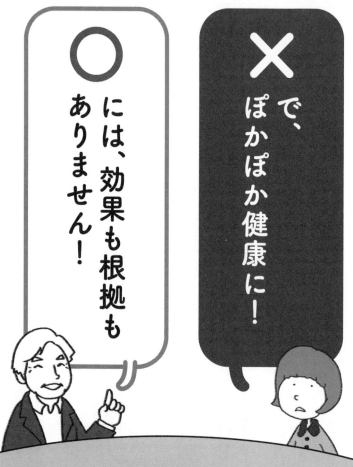

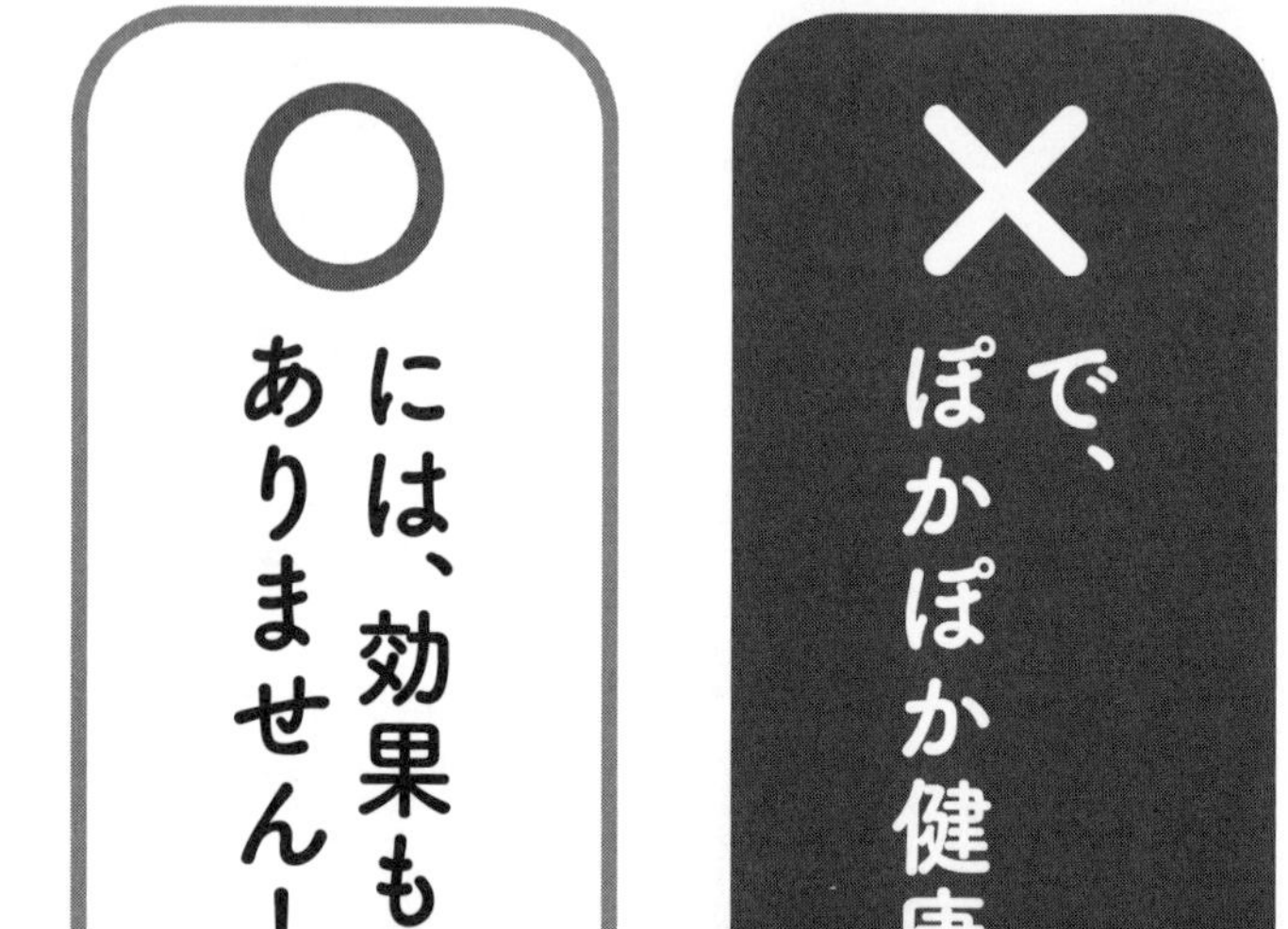
×で、ぽかぽか健康に！
○には、効果も根拠もありません！

? ゲルマニウムは37℃付近で電子を放出したり、マイナスイオンを出す効果があるので、身につけているだけで「貧血によい」「疲れが取れる」「発汗する」「新陳代謝がよくなる」はずですよ？

! 国民生活センターが2009年に行った調査によると、対象の12銘柄中、7銘柄に微量のゲルマニウムが含まれていただけで、中にはゲルマニウムが含まれていないものさえありました。

ゲルマニウムとは、どんなもの？

ゲルマニウムは、銀白色の金属光沢をもっていますが、もろい固体で、金属ではありません。金属と非金属の中間的な物質です。初期のトランジスタの材料でしたが、安定性・性能にまさるケイ素（シリコン）によるトランジスタが発明されて、主役ではなくなりました。しかも、ゲルマニウムが三七℃付近で電子を放出するという事実もありません。

ゲルマニウムの効果を知るには

もしゲルマニウムブレスレットを身につけたら肩こりが治った、という体験談があったとしましょう。でも、これは単に「ゲルマニウムブレスレットを身につけるようになった後で、肩こりが治った」という順序関係を述べているだけで、肩こりが治ったのがそのブレスレットの効果であるという証明にはなりません。偶然かもしれないし、なにかほかの理由かもしれません。「治りました」ではだめで、それが偶然や他の理由によるのではないことを示さなくてはなりません。

少なくとも、ゲルマニウムではないブレスレットを身につけた場合との比較が必要です。

その際、被験者は自分が身につけているものがゲルマニウム製なのか、そうでないのかを知らされないことが重要です。そして必ず、ゲルマニウムを身につけた人と、そうでない人のそれぞれについて、何割が治り何割が治らなかったかを調べて比べなくてはなりません。

二〇〇九年に実施された国民生活センターの調査によれば、ゲルマニウムブレスレットが健康によいという説明は、「マイナスイオンが放出されて、マイナスイオン効果で疲れがとれる」、「つけたところの生体電流の流れをよくして疲労を回復させる」など、およそ科学的ではないものでした。

チタンにも同様なことがいわれている

ブレスレットやネックレスについては、ゲルマニウム以外にチタンでも同様なことがいわれます。チタンのブレスレットやネックレスも電子やマイナスイオンは出ていないし、謳われている健康効果も科学的に確認されていません。

これらはよくスポーツ選手が使っています。スポーツ選手は、「験《げん》かつぎ」をしたくなる不安を抱えているのかもしれません。こうした物を身につけることにより、意識を集中させたり分散させたりして、心理的に少しプラスになることがあるかもしれません。しかしそれ

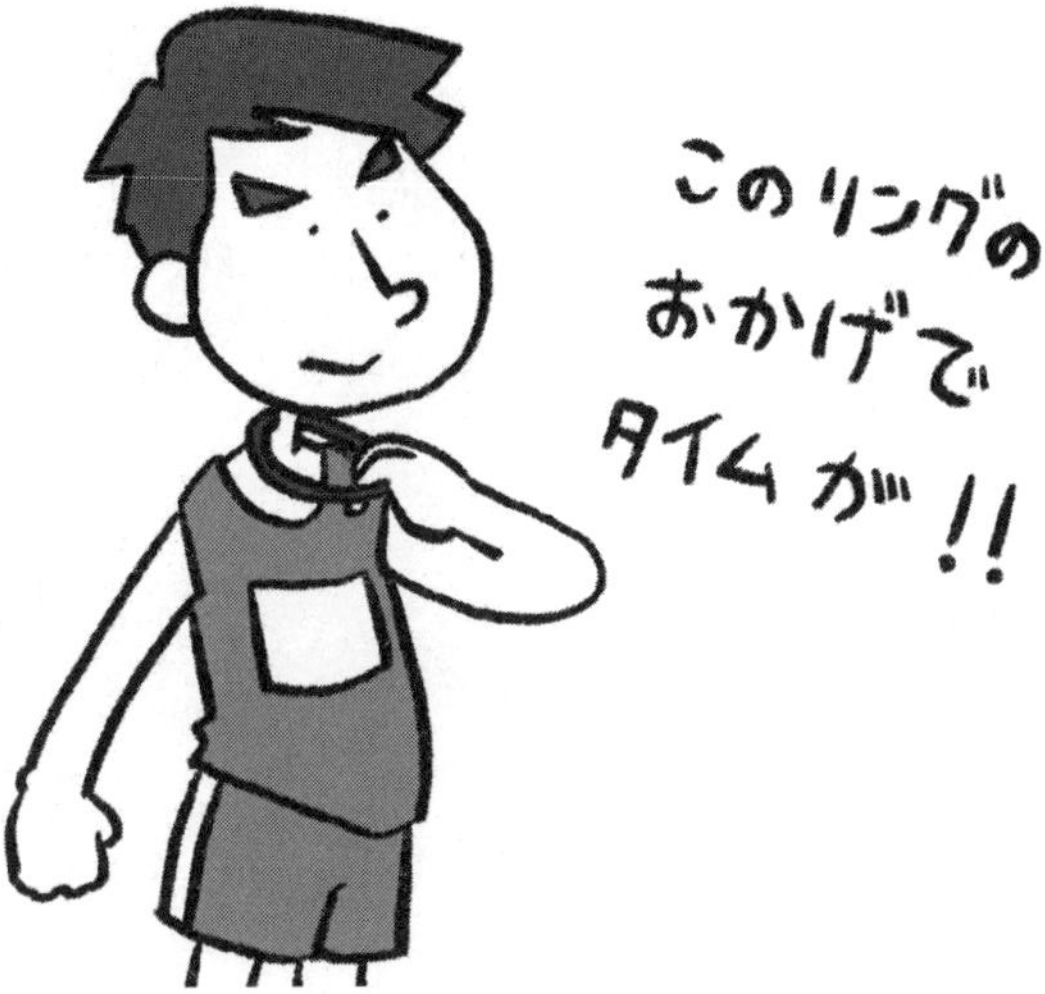

あくまでも験かつぎの域を出ない

は、ゲルマニウムやチタンから健康によい何かが発生しているからではありません。選手個人の心理面の話です。

5Gの電磁波は

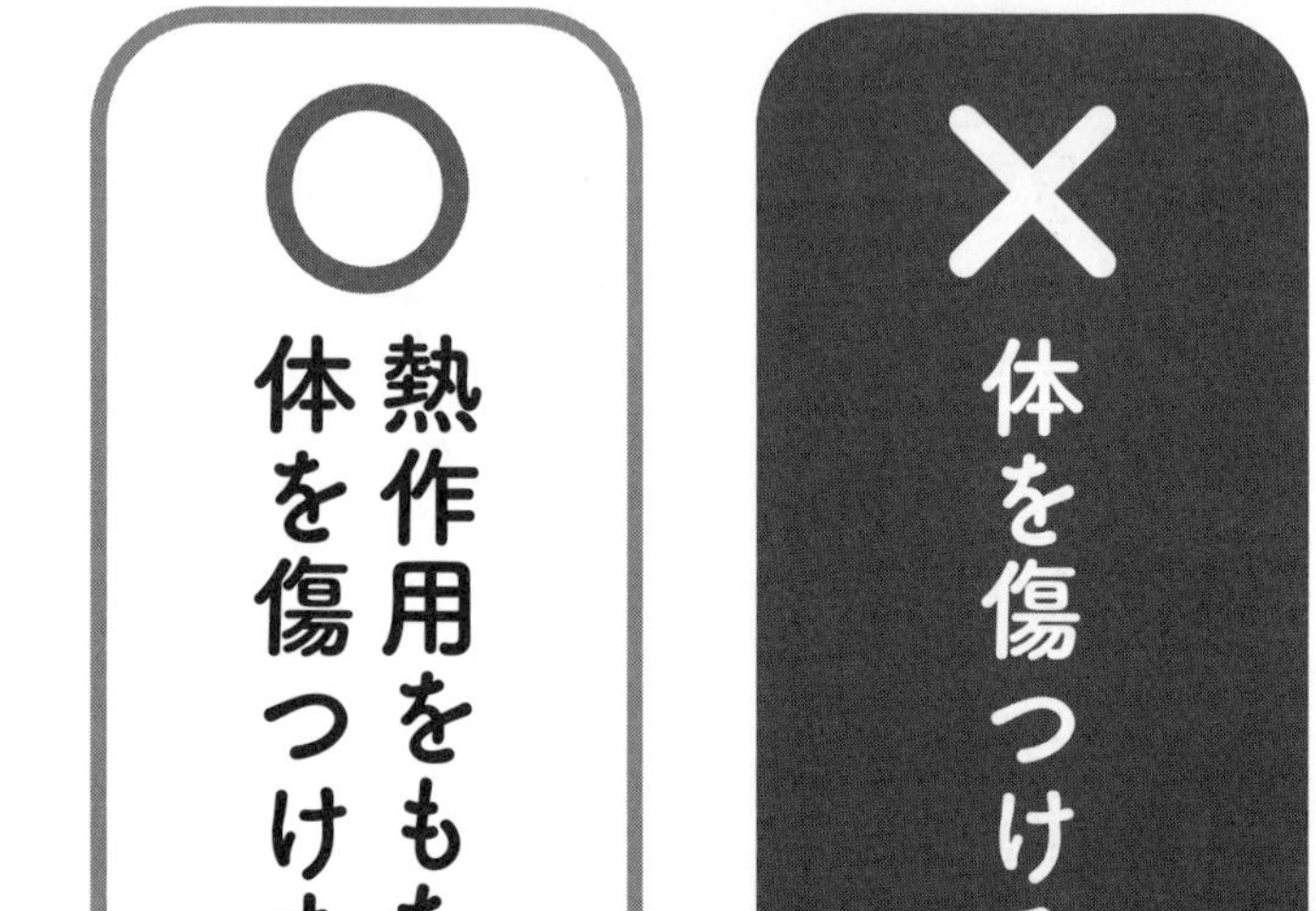

×
体を傷つける！
〇
熱作用をもちますが、体を傷つけません！

❓ これから、私たちはより多くの電磁波にさらされることになるのです。スマホに貼る電磁波遮断シールや、首から吊すだけのペンダント式コイルなどで、自分の周りの電磁波を軽減する必要があります！

❗ 空間電磁波を吸収してなくす装置は存在しません。最新鋭ステルス戦闘機ですら、機体にあたった特定周波数の電磁波しか、吸収できないのです。

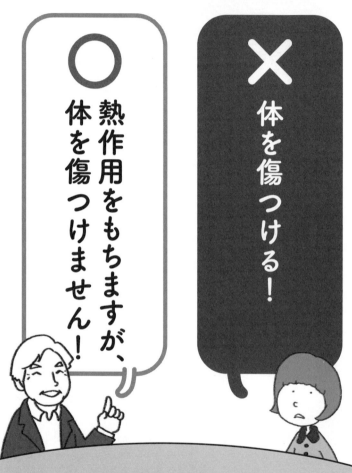

5G電磁波は危険なのか？

5GのGはGenerationのことで、5Gとは、第五世代移動通信システムの通信規格です。これまでより、多くの機器を高速で接続することができます。

5Gでは、大容量の高速通信を可能にするために、4Gよりも高い周波数帯の電磁波を使用します。高いといっても、可視光線や赤外線よりも低い周波数です。紫外線よりも周波数が高いX線やγ線のように、遺伝子に損傷を与えるといった力はありません。4G電磁波と同じ熱作用があることが分かっていて、通信機器を頭や体近くで使っても、問題がないように電磁波の強さが規制されています。

すでに米電気電子学会（IEEE）の国際電磁安全性委員会は、電磁波周波数が生物に与える影響について一三〇〇件以上の論文を元にした報告書を出し、その報告書で「健康への悪影響は見いだされなかった」と結論づけています。

基地局が増える不安は杞憂

電磁波は、周波数が高くなると、直進性が増して障害物で遮られたり、電磁波が減衰して遠くまで届きにくくなったりするという弱点があります。その弱点を補うため、４Gより多くの基地局が必要になります。複数の基地局が近接していても健康被害がないように、それぞれの基地局の電磁波の強さが規制されています。一方で、多くの基地局があるということは、基地局までの距離が近く、より弱い電磁波で通信できるということです。

☑ブレスレットやシールで、電磁波を吸収することはできない

電磁波対策として様々なグッズが販売されています。手で光を遮ることができるように電磁波は、金属を使うと遮ることができます。

しかし、ブレスレットやネックレス、通信機器に張り付けたシール等で、電磁波を吸収して、その周りの空間電磁波を軽減することはできません。

4周波数による電磁波の分類（総務省）

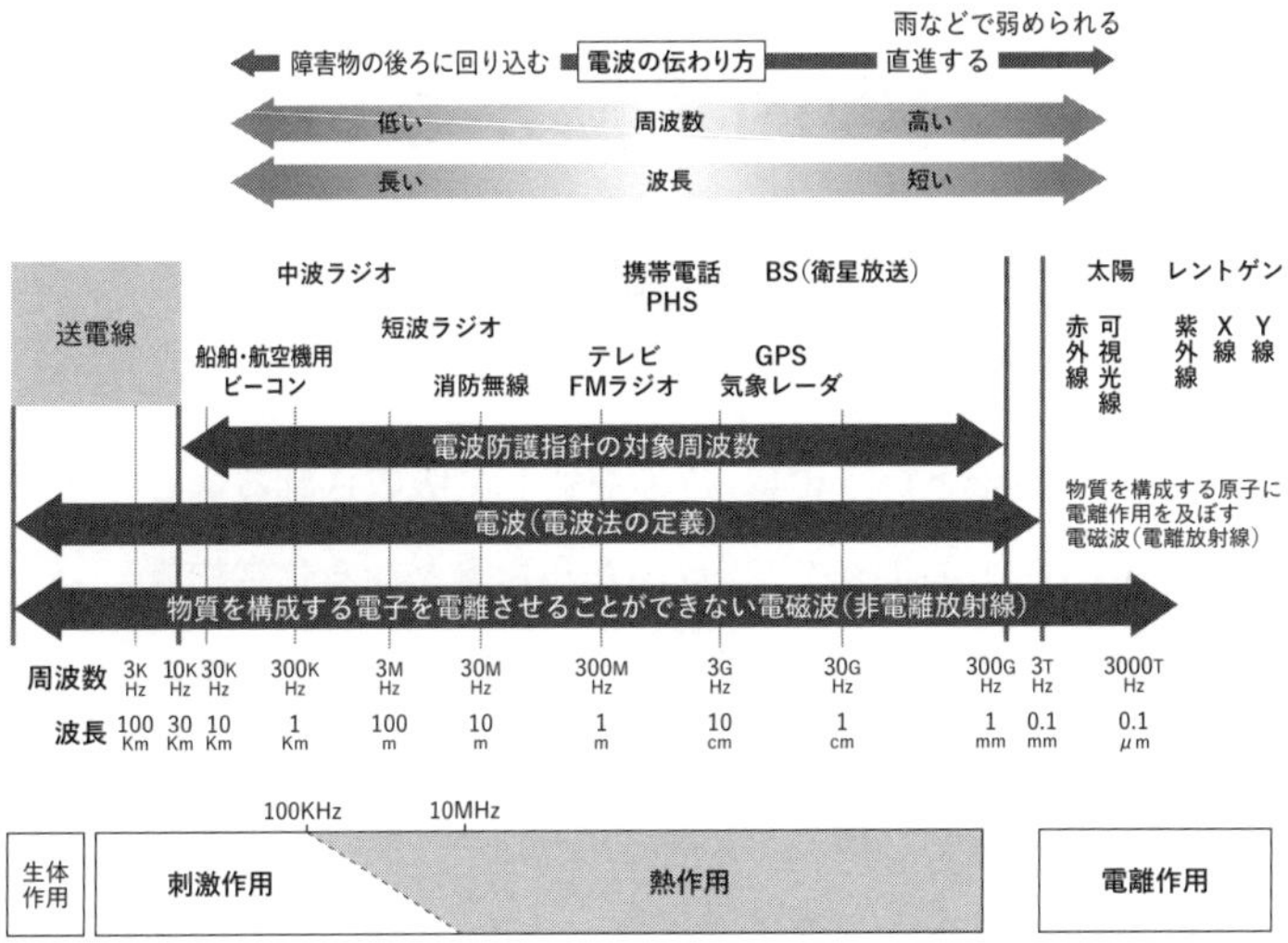

column 4

科学的根拠がない経皮毒

経皮毒というのは、皮ふを通して吸収される毒ということのようです。皮ふから毒素となる化学物質が吸収され、その後子宮などの臓器に「毒が蓄積される」というのです。

経皮毒で日用品の恐怖心を煽って、高い製品を買わせようとする悪徳業者がいます。市販の石鹸なども毒であり、肌からその毒が体に入り込むので「自社製品のみが安全」であるとするわけです。

皮ふは表面側から見て、大きく表皮・真皮・皮下組織という三つの層からできています。医薬品のなかには角質層を超えて体内まで吸収されるものもありますが、日用品のなかにふくまれている化学物質は、せいぜい表皮の角質層まで行ける程度です。皮膚にコラーゲンを塗っても体内に吸収されません。界面活性剤なども体内に吸収されません。

第5章

がん治療のニセ科学

がんは

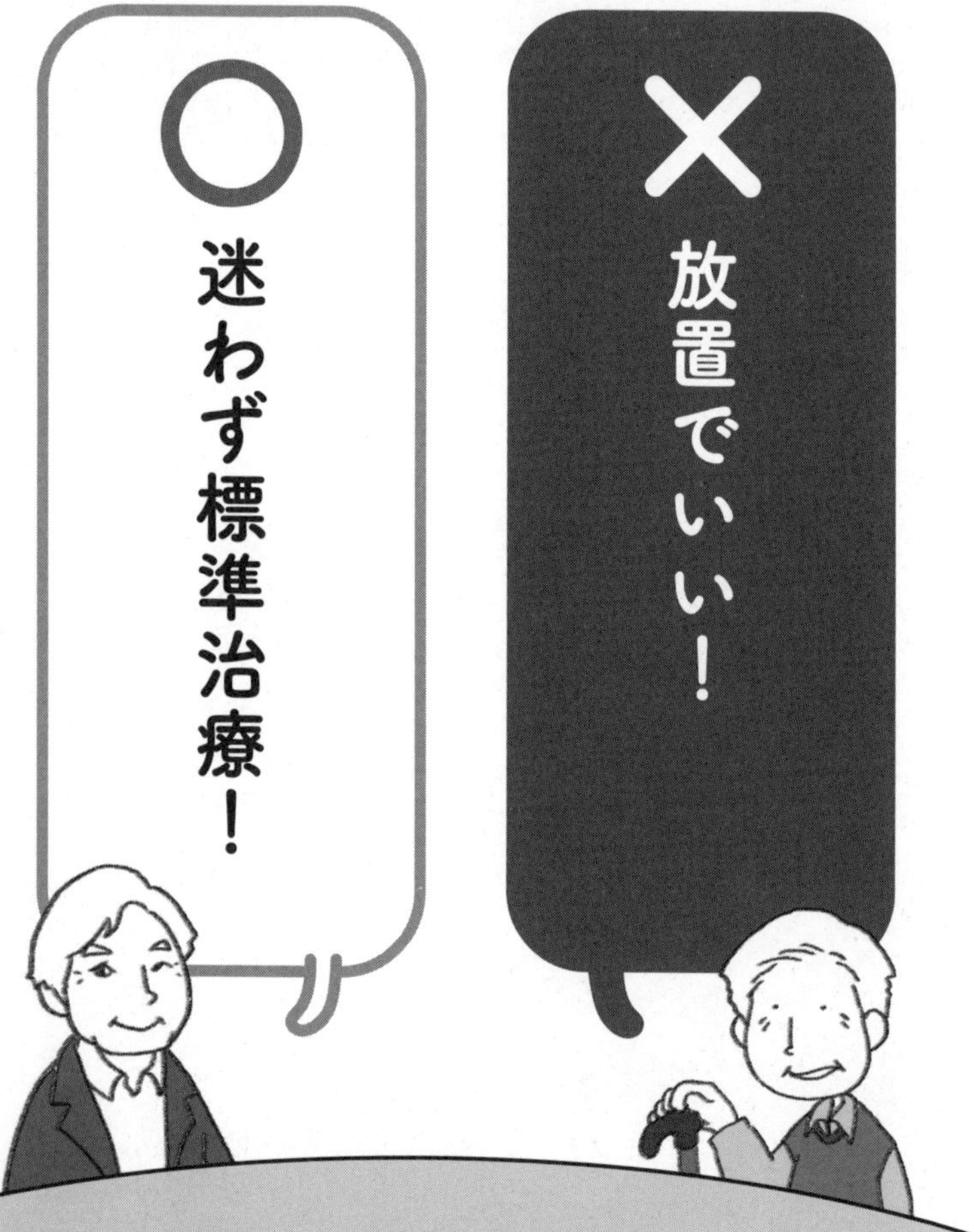

?「がんもどき」であれば、他の臓器への転移がありません。転移する力がないので、放っておいても死にません。一種のおできで、良性腫瘍です。

!標準治療はアメリカ国立がん研究所（NCI）によると、特定の種類の病気の適切な治療法として専門家に受け入れられ、広く使用される治療法です。がんと診断されたら、標準治療を受けましょう。

近藤誠氏の「がんもどき理論」

ベストセラーになって今でも多くの人に影響を与えている「がんもどき理論」を端的にまとめると次のようになります。

①　がんには、「本物のがん」と放置しても転移が生じない「がんもどき」の二種類がある。しかし、どちらであるかは前もって区別することができない。
②　本物のがんは、発見されたときには既に転移しているので、基本的に治療は無駄である。
③　「がんもどき」は、放置していても転移しない。「がんもどき」に手術や抗がん剤治療などを行うと、かえって命を縮める。

標準治療で早期がんとして治療されて治った多くのものを近藤氏は「がんもどき」と独自に命名して、放置療法をすすめていました。放置しても転移を生じないがんがあるのは事実ですが、他はすべて、初発がん発見のはるか以前に転移している「本物のがん」だというのは、ニセ科学（ニセ医学）の類ではないでしょうか。

実際は、早期に発見すれば治癒可能ながんが存在します。早期なら、胃がん、大腸がん、乳がんでも、適切な標準治療が行われれば九〇%以上は治っています。早期がんを放置することでがんが進行してしまうリスクを、考えておかなければなりません。

がんは放置すると進行します

積極的治療を行わずにがんを放置すると、がんは進行する可能性が高く、その結果転移してしまうことがあります。

ステージ一や二の早期がんであれば転移がなく、治る可能性が高いので、適切な治療をすべきです。ただし前立腺がんは進行が遅いものが多く、すぐに治療する必要のない場合があります。その場合は監視療法で経過観察します。監視療法というのは、前立腺の生検で見つかったがんが、おとなしく、治療を開始しなくても余命に影響がないと判断される場合に、経過観察を行いつつ過剰な治療をしない方法です。

放置しても転移を生じないがんがあることは事実ですが、早期に発見すれば治癒可能ながんが存在するのも確かなことなのです。たとえば演出家の宮本亜門さんは前立腺がんを、俳優の渡辺謙さんは急性骨髄性白血病を、ジャーナリストの鳥越俊太郎さんは大腸がんを克服し、現在も活躍されています。

がん治療の基本は、手術、薬物療法、放射線

がんの治療はいわゆる三大療法、つまり手術、薬物療法、放射線治療という三つの治療がメインです。

がんの治療は、技術の進歩や医学研究の成果とともに変化します。現時点で得られている科学的な根拠に基づいた最もよい治療のことを「標準治療」といいます。標準治療は、手術、薬物治療、放射線治療をそれぞれ単独で、あるいはいくつかを組み合わせた方法で行われます。

ほとんどの種類のがんにおいて、手術、薬物治療、放射線治療以外の方法（免疫療法や温熱療法、代替療法〔健康食品やサプリメント〕など）は、科学的に有効性が確認されていません。多くの場合は「標準治療」を受けることが、最もよい選択です。

その概要を、国立研究開発法人国立がん研究センターがん対策情報センター『患者必携がんになったら手にとるガイド普及新版』（WEBページやPDFをダウンロードして読むことができる）の「がんの発生と進行の仕組みを知る」から見ておきましょう。

抗がん剤は

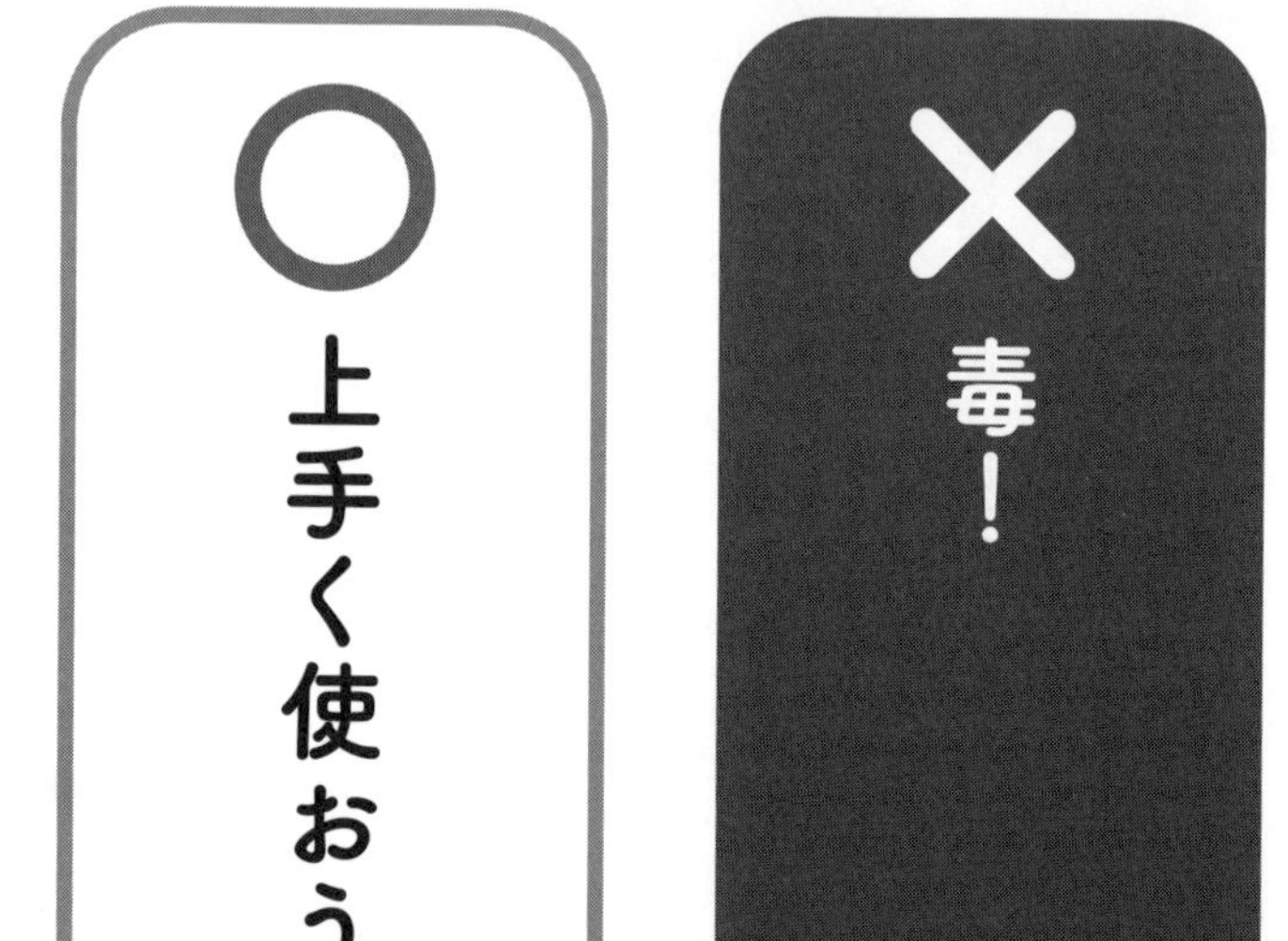

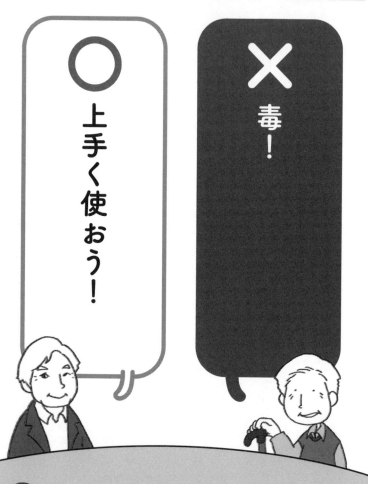

? 多くの医師もアンケートで「自分ががんになった場合に抗がん剤は使わない」と答えていますよ？

! 現在の医療ガイドラインや標準治療は日々進歩しており、健康な細胞も攻撃するために副作用がある細胞毒系の抗がん剤は、吐き気などの副作用をコントロールしつつ使用できるようになっています。

WHOが、抗がん剤使用を禁止しているというのはデマ！

ＷＨＯは、がんの治療に関する報告で「放射線療法、化学療法、手術」の三つを明示しています。また米国ＮＩＨ（国立衛生研究所）にある国立がん研究所でも、化学療法を有効な選択肢として推奨しています。ですから、ＷＨＯが化学療法を禁止しているというのは悪質なデマです。

また多くの医師がアンケートで「自分ががんになった場合に抗がん剤は使わない」と答えているということですが、これは、ある医師が執筆した書籍の個人的な聞き取り調査が元になっていて、信頼性に欠けるものです。

抗がん剤は、どんな場合でも有効なのか

抗がん剤は、がん細胞の増殖を妨げ、がん細胞の死滅を促す目的で作られた薬剤ですから、細胞にとっては有毒な物質です。抗がん剤に強い副作用があるというリスクと、それでも、使うことでがんを縮小させたり、転移を防いだりする利点を比べ、ぎりぎりのところで使われるものです。

悪性リンパ腫や白血病のように、抗がん剤だけで寛解できるものもあります。ただし、病気のステージや年齢などによって、抗がん剤が適していると言えないケースもあります。ですから、すべてのがん患者に抗がん剤治療を行うことが適切だと言っているわけではありません。標準治療でも副作用や予後を含めて説明を受け、患者自身が治療を選択するのが普通です。

抗がん剤の種類

抗がん剤として使用される薬物には、a．細胞障害性抗がん薬、b．内分泌療法薬（ホルモン療法薬）、c．分子標的薬などがあります。

a．細胞障害性抗がん薬→がん細胞がふえる仕組みを妨げる薬を使うことによって、がんを破壊、縮小させます。

b．内分泌療法薬（ホルモン療法薬）→がんの増殖は性ホルモンの影響を受けることがあります。前立腺がんでは男性ホルモン、乳がんや子宮体がんでは女性ホルモンがかかわっており、これらのホルモンの作用を抑えることによって治療を行います。ホルモンの分泌や働きを阻害し、ホルモンを利用して増殖するタイプのがんを攻撃する薬です。

c．分子標的薬→がん細胞の増殖に関わるタンパク質・がん細胞に栄養を運ぶ血管・がん細胞を攻撃する免疫に関わるタンパク質などを標的にして、がんを攻撃する薬です。

飲み薬や注射で投与された抗がん剤が血液中に入ると、血流に乗って全身をめぐり、がん細胞に効果を発揮します。

これまで、抗がん剤治療は正常な細胞も攻撃してしまうことからリスクが大きい治療法だといわれていました。しかし技術の進歩により、こうしたリスクを回避できる抗がん剤治療が普及しつつあるのです。

がんの予防・治療に

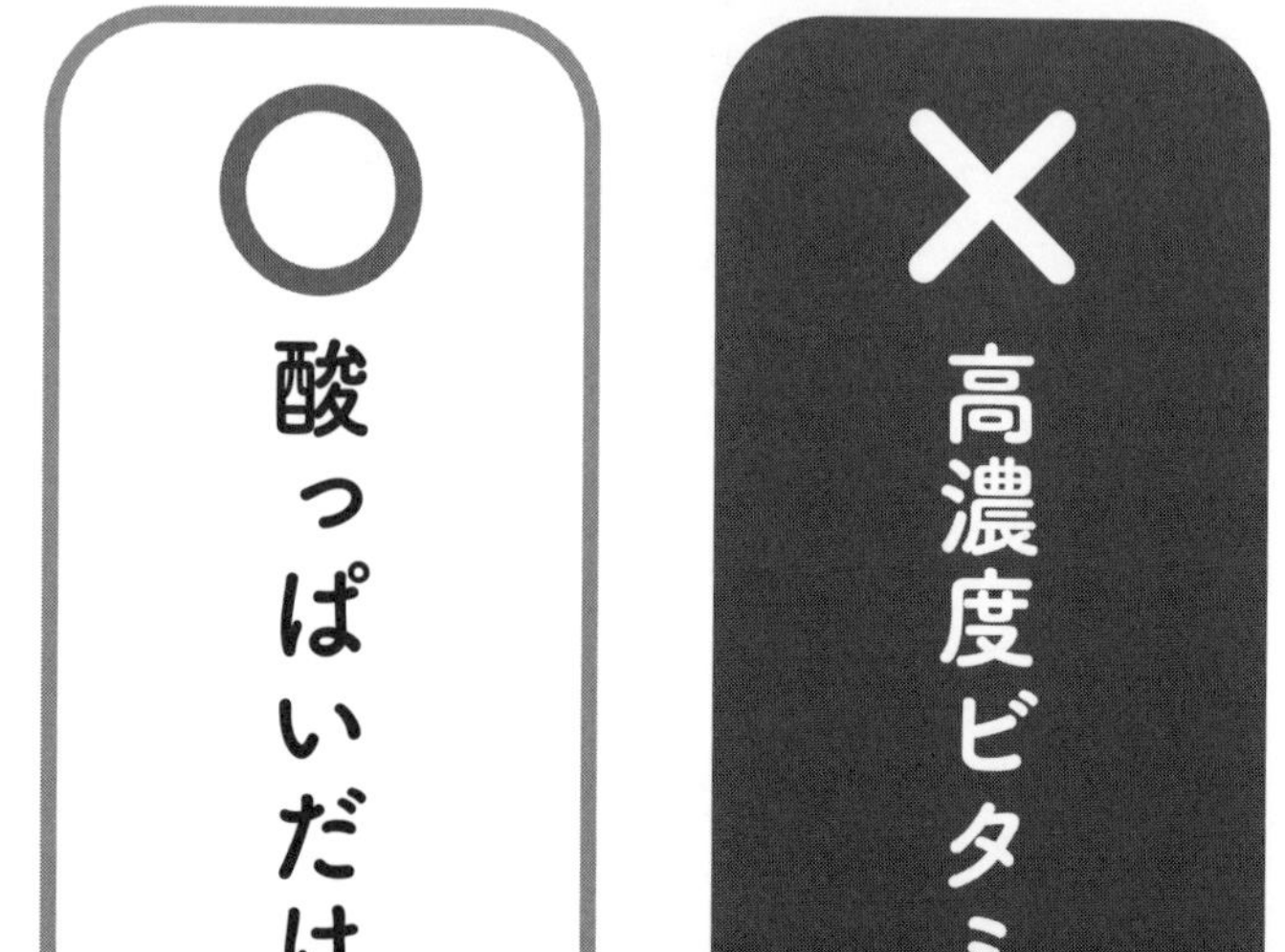

？ 毎日数グラムから数十グラムのビタミンCを摂取すると、免疫系の働きが高まって風邪の予防や傷、心疾患だけではなく、がん予防にも効果があるみたいですよ？

！ 高濃度ビタミンC点滴療法で、がんが完治することはありません。がん細胞の縮小効果も、確認されていません。むしろ、効果がない可能性の方が高いといわれています。

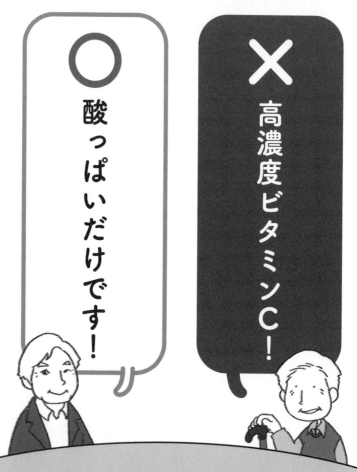

高濃度ビタミンC点滴療法の効果は、未確認

高濃度ビタミンC点滴療法というのは、レモン七五〇〜五〇〇〇個分の高用量のビタミンCを静脈から点滴で注入するものです。

ビタミンCは飲み薬にした場合、大量にとってもあまり血管内に吸収されませんが、点滴の場合は直接血管内に入れるため、飲んだ場合の数十倍の量が体内に吸収されます。

ビタミンCが血液内に入ると過酸化水素が発生します。正常な細胞内には多くのカタラーゼがあるので過酸化水素を分解できますが、がん細胞にはカタラーゼが少ないので過酸化水素を分解しきれずに死んでしまいます。このことから、ビタミンCに抗がん作用があるのではないかと注目されているのです。

しかし大規模な臨床試験でも、ビタミンCががん細胞を縮小させる効果は、いまだ確認されていません。もし高濃度ビタミンC点滴療法の効果が確認されているなら、抗がん剤治療（化学療法）にとって代わっているでしょう。ところがそうなっていません。抗がん作用が認められていないからです。

高濃度ビタミンC点滴療法の危険性

腎臓の悪い人や心不全の人などは、病状の悪化をまねく恐れがあります。またビタミンCの大量点滴によって、赤血球がこわれてしまう体質の人の場合は、大変危険です。

高濃度ビタミンC点滴療法は、保険の適用にはならず、全額自費です。通常、高濃度ビタミンC点滴療法は週一～二回おこなわれています。一回につき二～四万円ほどが相場ですから、かなりの経済的負担になります。

過剰なビタミンCは排泄される

人はビタミンCを体内で合成できないため、食事から摂取しなければなりません。成人のビタミンC摂取推奨量は、一日あたり一〇〇㎎とされています。イチゴ一粒には約六〇㎎、赤ピーマン一個には約一七〇㎎のビタミンCが含まれていますから、普通の食事で十分な量のビタミンCを摂ることができるのです。しかも、ビタミンCは水溶性ですから、一日あたり一〇〇㎎以上過剰に摂取しても、尿として体外に排泄されてしまいます。つまり多量にとっても無駄なのです。

専門家の意見

食と健康にまつわる根拠（エビデンス）を提供する栄養疫学の専門家として活躍する英国ケンブリッジ大学医学部ＭＲＣ疫学ユニット上級研究員の今村文昭さんは、高濃度ビタミンＣ点滴療法について「抗がん作用があるとうたわれている医療行為です。経口摂取では達成できないレベルのビタミンＣを点滴で身体に巡らせます。数クールで数十万円にまで費用はかさみ、その市場は年間億単位と考えられます。保険適用外なので費用はすべて患者の自己負担です。しかし、その効果について、臨床で活かせると判断できるエビデンスは皆無です」と述べています。(https://www.igaku-shoin.co.jp/paper/archive/y2017/PA03235_06)

二〇一七年六月一四日に医療法の改正が公付され、同時に医療広告規制の見直しが行われました。そして二〇一八年六月一日にこの法改正が施行され、高濃度ビタミンＣ点滴療法を含む「未承認医薬品による治療」は、医療広告規制の対象となっています。

活性化リンパ球療法は

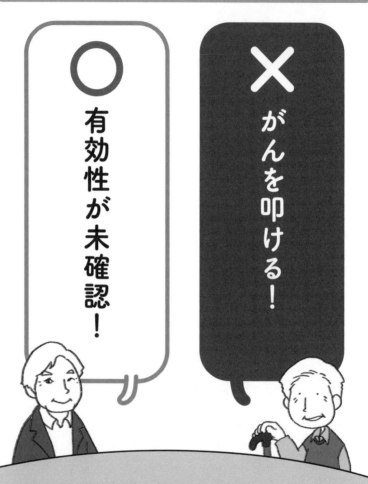

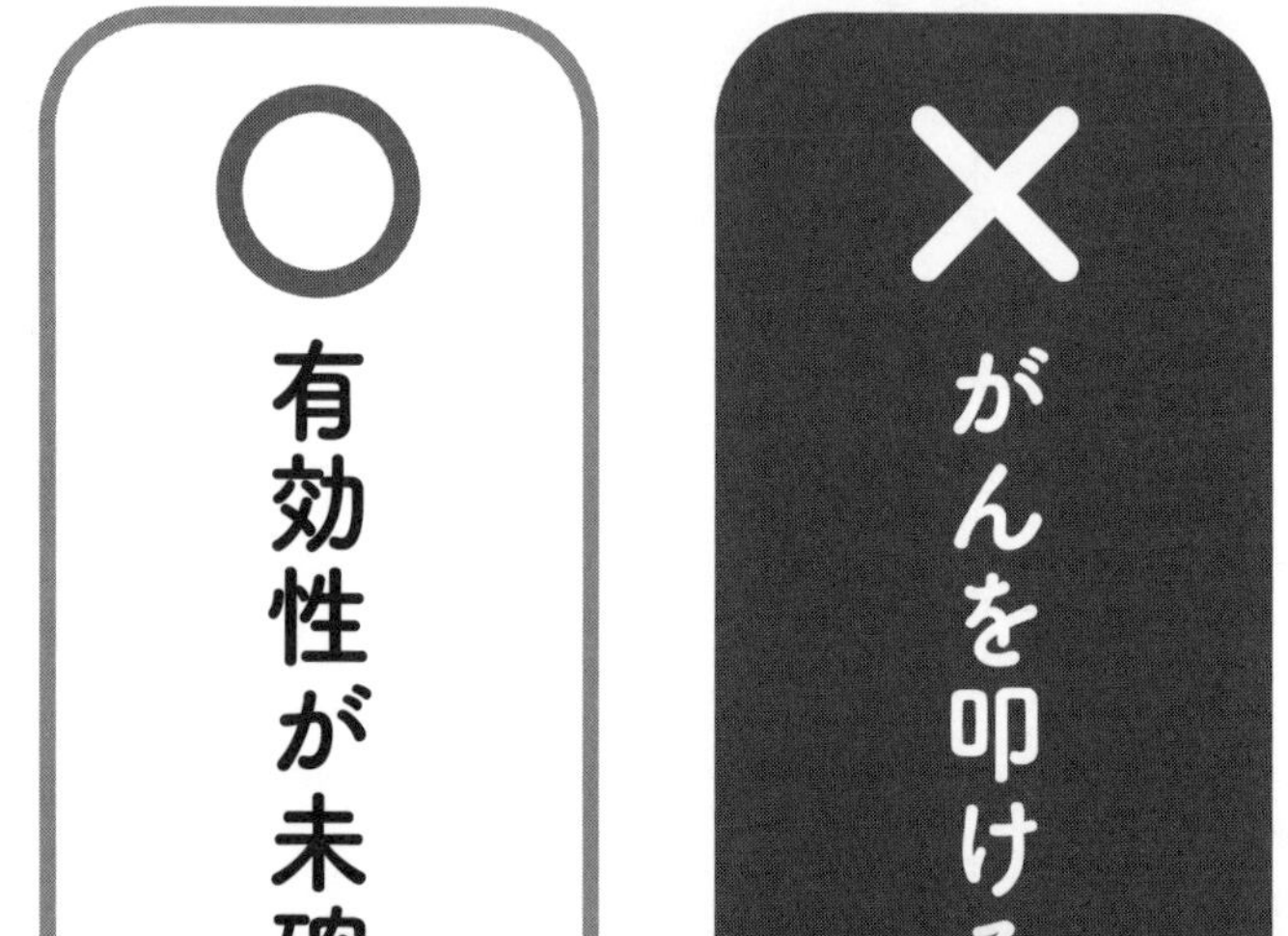

? 免疫が下がるとがんができやすくなりますよね？　血液から採取したリンパ球を増殖、活性化させて体内に戻し、その免疫細胞でがんを叩く活性化リンパ球療法は有効ですよね？

! 免疫チェックポイント阻害剤への期待に便乗し、効果が不明であるにもかかわらず、「免疫療法」を名乗って効果をアピールしている場合があります！　要注意です！

標準治療の免疫療法

免疫を利用してがんを攻撃する免疫療法があります。免疫療法で勧められるのは、標準治療になったものです。免疫チェックポイント阻害剤、遺伝子導入Ｔ細胞療法、サイトカイン療法薬、膀胱がんに対するＢＣＧがあります。これらは保険が使えます。

ただし、免疫細胞療法をうたう「活性化リンパ球療法」といったものもあるので、注意が必要です。

がん細胞と免疫療法

私たちの体は、免疫本来の力によって、発生したがん細胞を排除しています。免疫細胞のうち「Ｔ細胞」には、がん細胞を攻撃する性質があります。しかし、Ｔ細胞が弱まったり、がん細胞によってＴ細胞にブレーキがかけられたりすると、がん細胞を排除しきれません。

「効果が証明された免疫療法」というのは、Ｔ細胞ががん細胞を攻撃する力を保つ（ブレーキがかかるのを防ぐ）、あるいはＴ細胞が攻撃する力を強める（アクセルをかける）方法です。「効果が証明された免疫療法」は、保険診療（公的医療保険）で受けることができます。

免疫チェックポイント阻害剤

T細胞の表面には、「異物を攻撃するな」という指令を受け取るアンテナがあります。がん細胞が、このT細胞のアンテナに結合して、「異物を攻撃するな」という命令を送ると、T細胞にブレーキがかかり、がん細胞は排除されなくなってしまうのです。このようにT細胞にブレーキがかかる部位を「免疫チェックポイント」といいます。免疫チェックポイント阻害剤は、T細胞やがん細胞に作用して、T細胞にブレーキがかかるのを防ぎます。

自由診療として行われる免疫療法

「効果が証明されていない免疫療法」のうち、「自由診療として行われる免疫療法」は、治療効果・安全性・費用について慎重な確認が必要です。「効果が証明されていない免疫療法」は、一部の民間のクリニックや病院において行われていますが、医療として確立されたものではありません。そして、この場合の治療費は患者の全額自費になります。

例えば、自由診療で行われるがんペプチドワクチンや、樹状細胞ワクチンを使うがんワクチン療法などは、「効果が証明されていない免疫療法」で、医療として確立されたものではなく、かつ保険診療で受けることもできません。ですから、治療効果や安全性はもちろんのこと、費用の面からも慎重に確認する必要があります。

また、効果が証明されている免疫チェックポイント阻害剤であっても、一部の民間のクリニックや病院では、自由診療として、保険診療で受けられないがんで使ったり、薬の量を減らして使ったりすることがあります。しかし、保険診療で受けられないがんに対する治療の効果や、薬の量を減らした場合の治療効果は明らかではなく、医療として確立されたものではないのです。

研究段階の医療として行われる免疫療法

「免疫療法」は、現在研究開発が進められている治療法でもあります。そのため、治療効果や安全性を確かめるために行う臨床試験や治験など、研究段階の医療として行われることもあります。研究段階の医療は、研究内容を審査するための体制や、緊急の対応ができる体制が整った医療機関で受けることが大切です。研究段階（臨床試験や治験）なら、研究が遂行できるしっかりした機関で行われるので、お金はあまりかからないはずです。

β-カロテンは

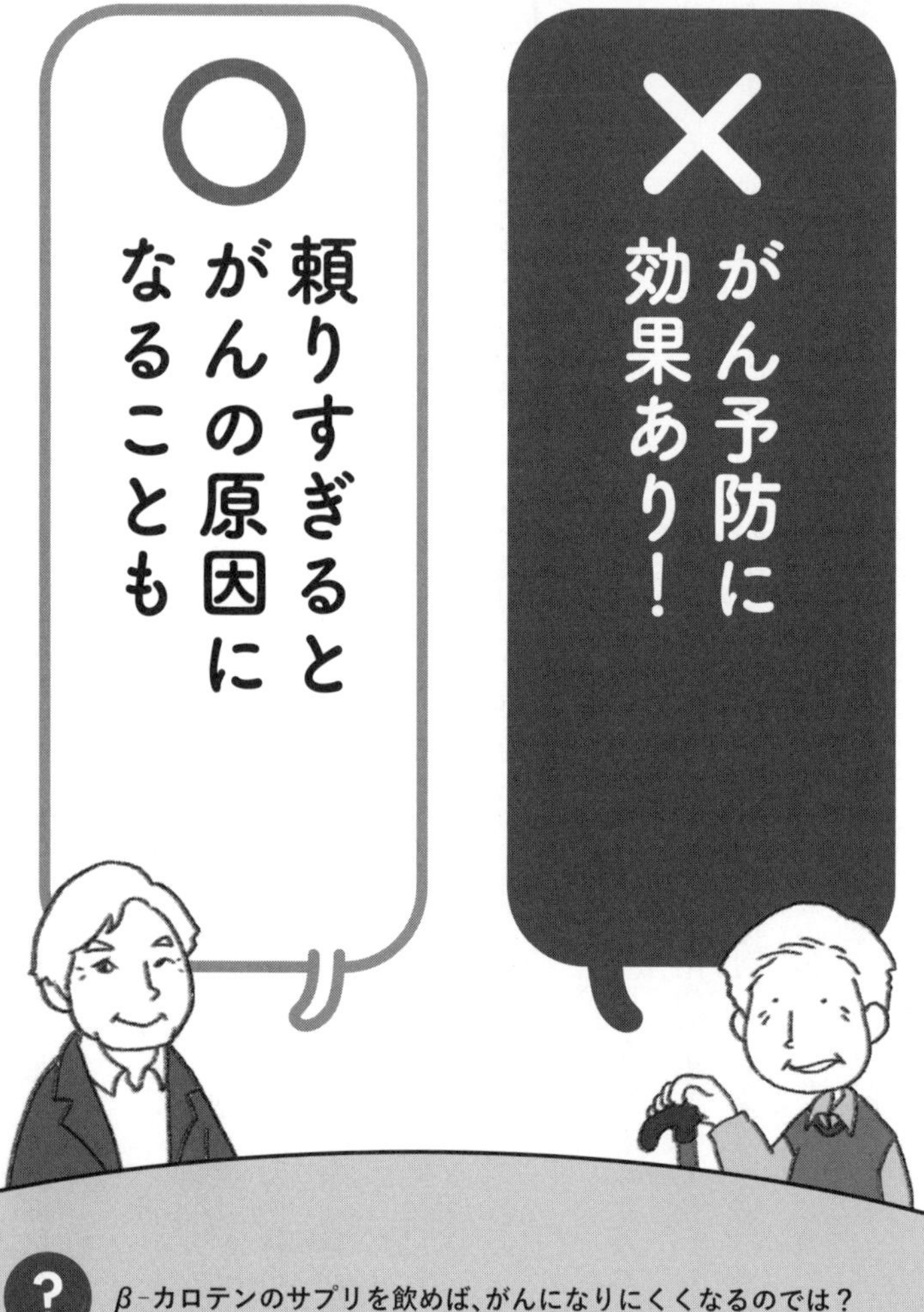
×
がん予防に効果あり！
○
頼りすぎるとがんの原因になることも

? β-カロテンのサプリを飲めば、がんになりにくくなるのでは？

! 実は、正反対の調査結果が出ています。

β-カロテンはカロテノイドの一種

カロテンはニンジンや赤トウガラシに多く含まれる赤味成分です。天然には、α-、β-、γ-の三種があり、ニンジンなどに最も多く含まれるのが、β-カロテンです。

β-カロテンなどのカロテノイド（プロビタミンA）は、体内でビタミンAに変わります。過去に行われた疫学的調査で、β-カロテンを含む野菜や果物が、がん予防効果を持つこと、さらに活性酸素の働きを抑えることも判明しました。

β-カロテン神話

疫学的調査で野菜や果物のがん予防効果がわかり、その有効成分はβ-カロテンではないかと推測されました。細胞レベルの研究からも、β-カロテンが活性酸素の働きを抑えることも判明しました。また、動物実験から発がん物質の有害性を抑えることがわかりました。

こうした数々の科学的データから、研究者は「β-カロテンはがん予防に確実に効く」と確信しました。科学的な根拠がほとんどなく販売されている健康食品が多いなかで、β-カロテンは、数多くの研究結果から確実に効果があると信じられていたのです。そこで、一九八〇年代に数万人規模の喫煙者男性を対象とする研究が開始されました。

その一つ、米国では、喫煙者約一万八千人のうち、β－カロテンとビタミンAを毎日服用した人は偽薬を服用した人よりも肺癌発生率で二八％、死亡率で一七％高くなりました。また約三万人を追跡調査したフィンランドでも、β－カロテンとビタミンAを毎日服用した人は、偽薬を服用した人に比べ、肺がんになる危険率が一八％上昇しました。米国でもフィンランドでも「β－カロテンを摂取した方が、がんになる危険性が高くなる」という驚くべき結果が出たのです。

この結果からわかるのは、食品と健康との関係には、まだまだわからないことが多く、一筋縄ではいかないということです。β－カロテンは抗酸化性を持つことでも有名ですが、外部から抗酸化性の成分を多量に体内に入れると、身体は体内の活性酸素をつぶす働きを弱めてしまうのかもしれません。

サプリの多量摂取は危険

β－カロテンの教訓としては「食品から単一成分を抽出してサプリのかたちで多量に摂取するのは危険である」ということになるでしょう。

現在、各種ビタミン・カルシウム・鉄・コラーゲン・ヒアルロン酸・プラセンタ（牛や豚の胎盤のエキス）・コエンザイムＱ10・ロイヤルゼリーなど、おびただしい数のサプリメントが販売されていますが、「鉄剤のように貧血に対する効果が示されているものでも他の疾患のリスクを上げる可能性があると指摘されていますし、夜盲症を予防するビタミンＡでも、飲みすぎるとビタミンＡ過剰症で肝臓を傷めたりする」と栄養疫学の専門家である今村文昭さんは語っています（日本経済新聞電子版二〇二〇年六月一一日三時〇〇分配信）。

食事全般についても、これを取っていれば確実にがんを予防できるという単一の食品や栄養素は現在のところ分かっていません。

取り過ぎるとがんのリスクを上げる可能性がある食品中の成分、あるいは調理、保存の過程で生成される発がん物質などは知られていますから、そのようなリスクを分散させるためにも、偏りなくバランスの良い食事を取ることが大切だと言えるでしょう。

活性酸素は

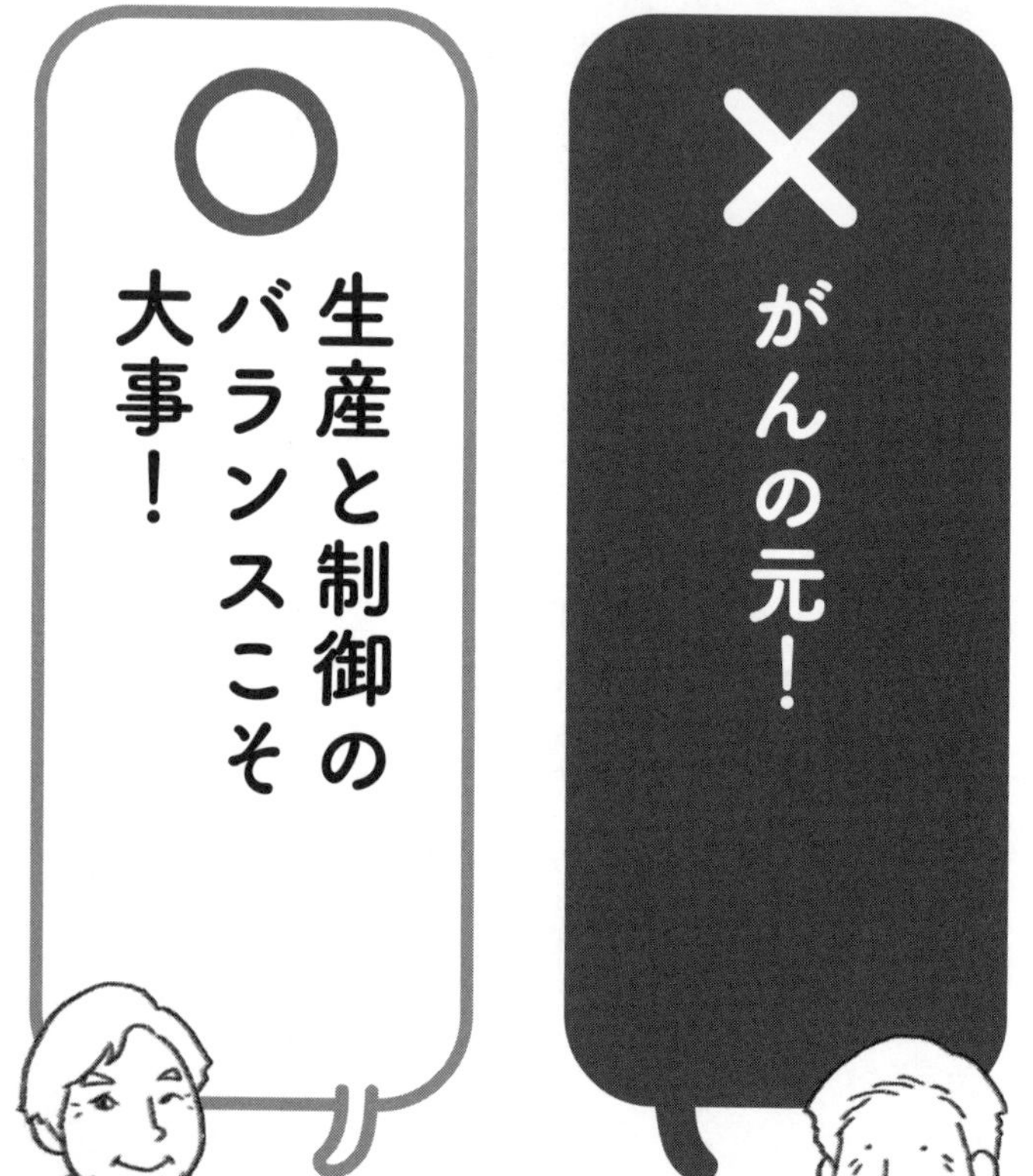

? 健康で長生きの秘訣は、活性酸素濃度をできるだけ低くすることだとよく聞きますよ？

! 活性酸素にはプラスとマイナスの両面があります。無理に抑制する必要はありません！

☑抗酸化作用

健康食品・サプリの効能効果では、抗酸化作用という言葉がよく出てきます。抗酸化作用とは、体内に生じる活性酸素をつぶすはたらきです。

私たちが毎日の生活のなかで目にする化学変化には、酸素の関係しているものがたくさんあります。空気中で物が燃えたり、鉄がさびるというのは、その代表格です。また古くなった新聞や本の紙が黄色く変質したりするのも、紙の一成分（リグニン）が酸素と結びついて、色の違う物質ができるからです。皮をむいたリンゴの切り口が茶色くなるのも、酸素のせいなのです。みんな酸化という化学変化によっておきていることです。

その酸素の一部が体内で活性酸素になります。活性酸素は、反応性の高い酸素分子又は酸素原子を指します。呼吸で取り入れた酸素分子（酸素原子二個が結合）は、体内でのいろいろな反応過程で、少し違った形になりがちです。酸素分子が一つ電子を受け取るとスーパーオキシドになり、さらに電子を一個受け取ると過酸化水素になり、三個目の電子を受け取るとヒドロキシラジカルになります。

これらはみな、活性酸素です。スーパーオキシドやヒドロキシラジカルは、ひとつの電子軌道に、ひとつの電子しか持っていません（＝フリーラジカル）。その為、他の分子から電子を一つ奪って、対になって安定しようとするので、他の分子を酸化させるのです。

活性酸素は制御されている

体内には、活性酸素を分解するスーパーオキシドジスムターゼ、カタラーゼ、グルタチオンペルオキシダーゼなどの抗酸化酵素があります。ですから、不要な活性酸素は、こうした酵素によって速やかに消去され、細胞にダメージが及ばないようになっています。さらに、食品から取り込んだビタミンＣ・ビタミンＥ・カロテノイド・カテキンなども、活性酸素を減少させます。こうして、過剰な活性酸素は速やかに減少します。

バランスが大事

健康なときは、活性酸素の産生と抗酸化防御機構のバランスが取れています。ところが、活性酸素の産生が過剰になったり、活性酸素除去機構が低下したりすることがあります。このような状態を引き起こすものとしては、紫外線・放射線・大気汚染・たばこなどがあります。また、過度な有酸素運動や仕事などからくる心理的ストレスも原因になります。すると、過剰な活性酸素が自身の細胞にダメージを与え、がん・心血管疾患・関節リウマチ・生活習慣病など、様々な疾患の原因になります。

しかし、活性酸素の濃度を無理に下げる抗酸化食品の過剰摂取は、生産と制御のバランスを崩すという研究もあります。つまり、活性酸素は、なくてもよいというものではないのです。活性酸素には、マイナスとプラスの両面があるのです。

「活性酸素除去」「抗酸化」などを強調した食品や飲料が販売されていますが、それらは単に活性酸素を悪役に仕立て上げる手法で宣伝されています。これらの食品や飲料が体内で有益にはたらいているかどうかもはっきりしていませんし、たとえ試験管内でその作用があったからといって、そのままヒトの体内でも成り立つかどうかを明らかにするには、今後のさらなる研究が必要でしょう。

column 5

科学的根拠にもとづく日本人のためのがん予防法

国立がん研究センターがん予防・検診研究センターは、「日本人のためのがん予防法　現状において日本人に推奨できる科学的根拠に基づくがん予防法」として、次の❶〜❻をあげています。

❶喫煙……たばこは吸わない。他人のたばこの煙をできるだけ避ける。
❷飲酒……飲むなら、節度のある飲酒をする。日本酒なら一合、ビールなら大瓶一本。
❸食事……偏らずバランスよくとる。
❹身体活動……日常生活を活動的に。
❺体形……成人期での体重を適正な範囲に。
❻感染……肝炎ウイルス感染検査と適切な措置を。

第6章

アンチエイジングのニセ科学

糖質制限ダイエットは

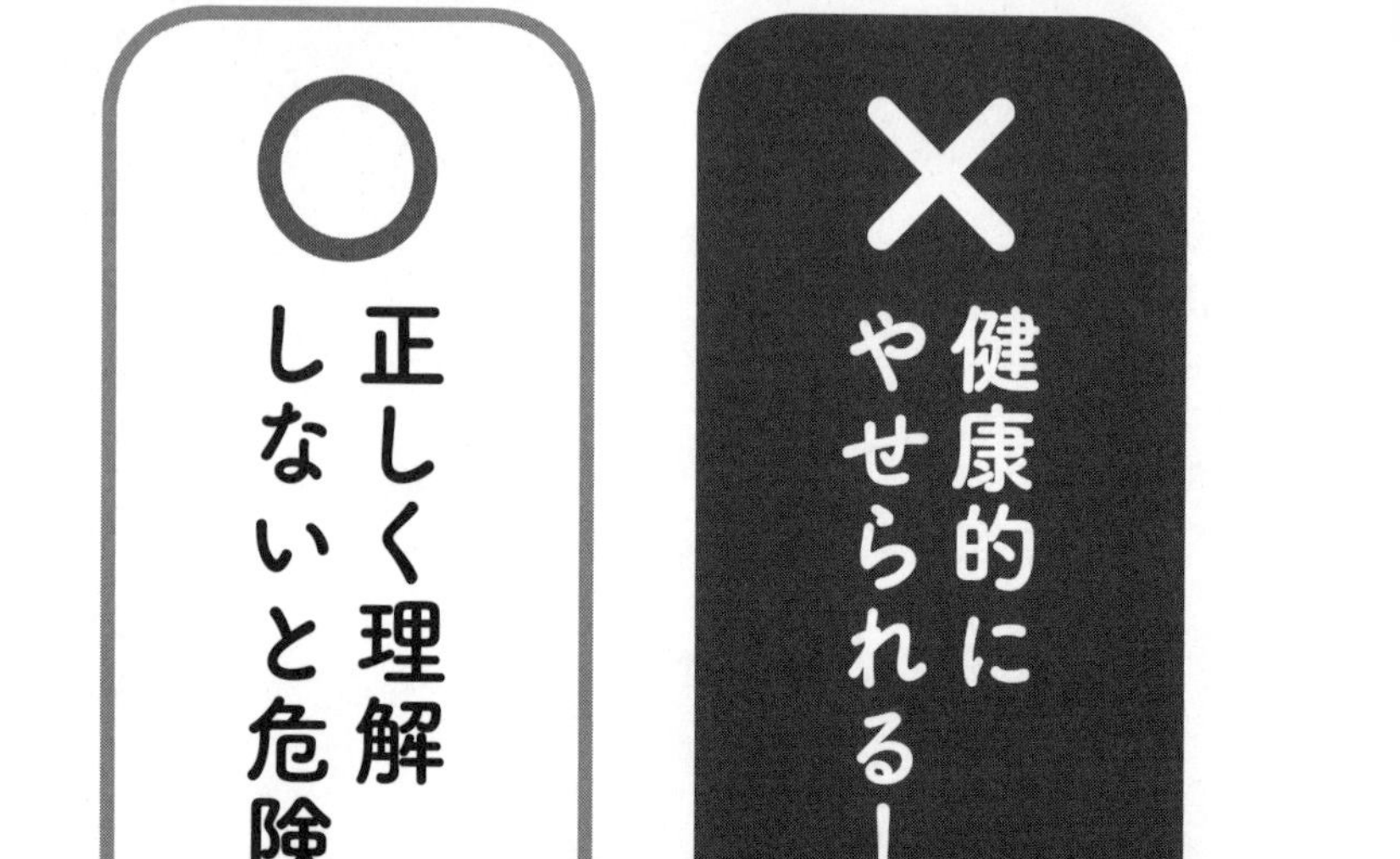
×
健康的にやせられる！
○
正しく理解しないと危険です！

？ 「糖質は悪！」のはずです！

！ 年齢・体重・運動量に見合った栄養バランスこそ大切です。特に、血糖値を下げる薬の投与やインスリン注射をしている方が、過度な糖質制限をするのは危険です！

なかなか厳しい糖質制限ダイエット

糖質制限ダイエットというのは、お米やパンや麺やイモ類などの炭水化物や甘いお菓子などの糖質量を一日七〇～一三〇gほどに抑え、代わりに肉や魚や豆腐やチーズ類など、タンパク質と脂質を主成分とする食品を食べて痩せるという減量法です。主食一食に含まれる糖質量は、白米のごはん一杯が約五〇g、食パン六枚切り一枚約二六g、うどん一玉約五〇g、パスタ一束では約七〇gですから、これらの糖質を七〇～一三〇gに抑えるのは、かなり厳しいことではないでしょうか。

人気の糖質ゼロ商品

糖質ゼロ商品は、ビール、麺、こんにゃくなど多数販売されています。また、糖質オフを宣伝に使っている商品も数えきれません。

ダイエット雑誌やダイエット成功者記事等では過激な糖質制限の具体例も取り上げられており、正しい知識を知らずに、まるで糖質が悪であるように受け取っている人が、かなり存在します。

もともと糖質制限食は糖尿病の治療の一環として行われていたものですが、ダイエットにも応用できるとして紹介されて以来、爆発的に広まりました。

糖質は生命維持に必要

炭水化物は、脂質、タンパク質とともに主要な栄養素です。炭水化物は、体内の消化酵素で消化できる糖質と、消化しにくい食物繊維に分けられます。糖質は分解されると主にブドウ糖として体内に吸収され、脳や神経組織や筋肉など生命活動のエネルギー源になります。そして消費されなかった糖質はインスリンによって、肝臓や筋肉や脂肪細胞に蓄積されるわけです。

過度な糖質制限は危険！

山田悟氏（北里研究所病院糖尿病センター長）は、一日七〇〜一三〇g、江部康二氏（高雄病院理事長）は、一日六〇g以下の緩やかな糖質制限を推奨しています。しかし、早く痩せたい欲求でこれを超えてダイエットを行う人も多く、危険性が指摘されています。

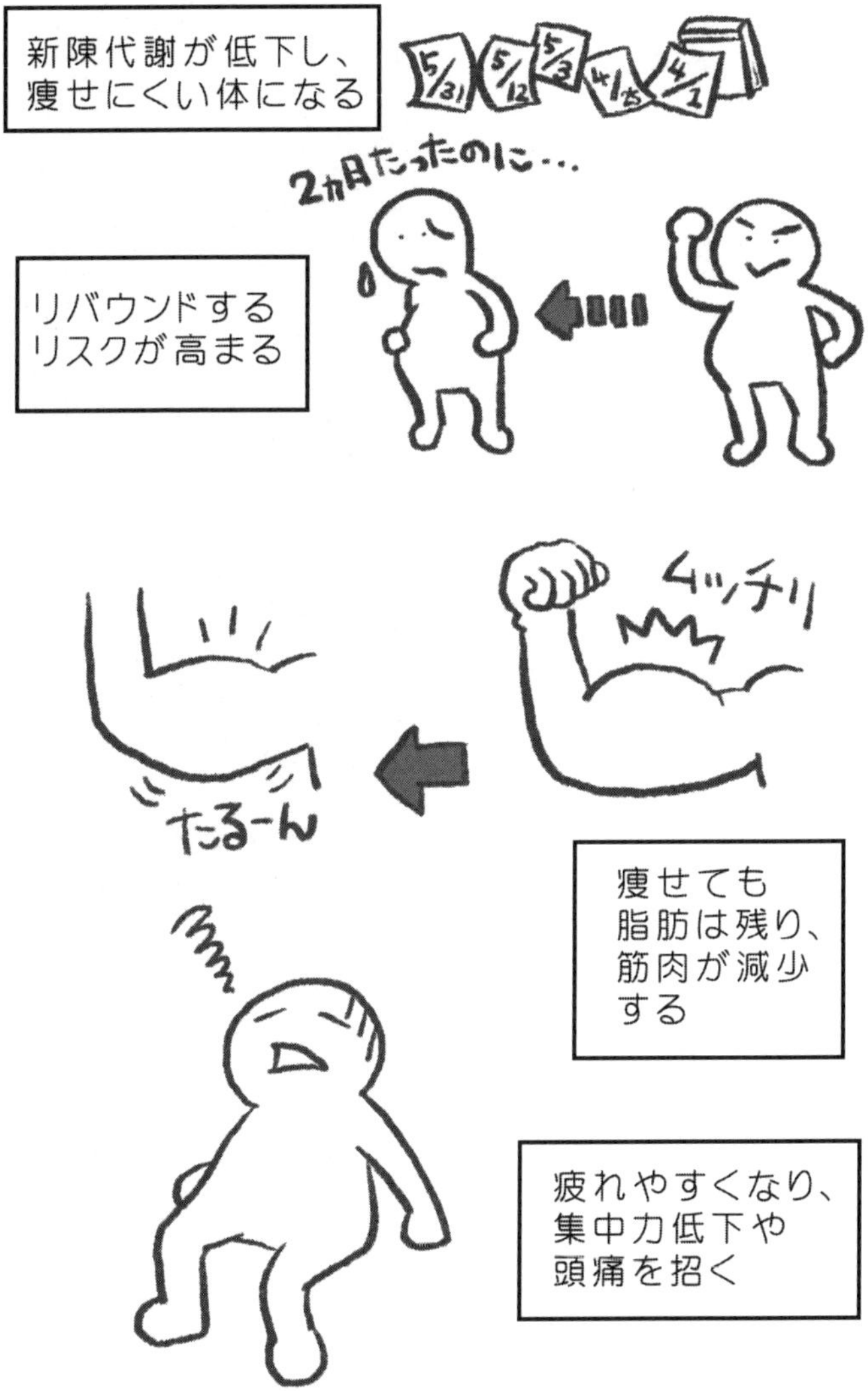
新陳代謝が低下し、
痩せにくい体になる
5/31
5/12
5/3
4/25
4/1
2カ月たったのに…
リバウンドする
リスクが高まる
ムッチリ
たる〜ん
痩せても
脂肪は残り、
筋肉が減少
する
疲れやすくなり、
集中力低下や
頭痛を招く

コラーゲンは

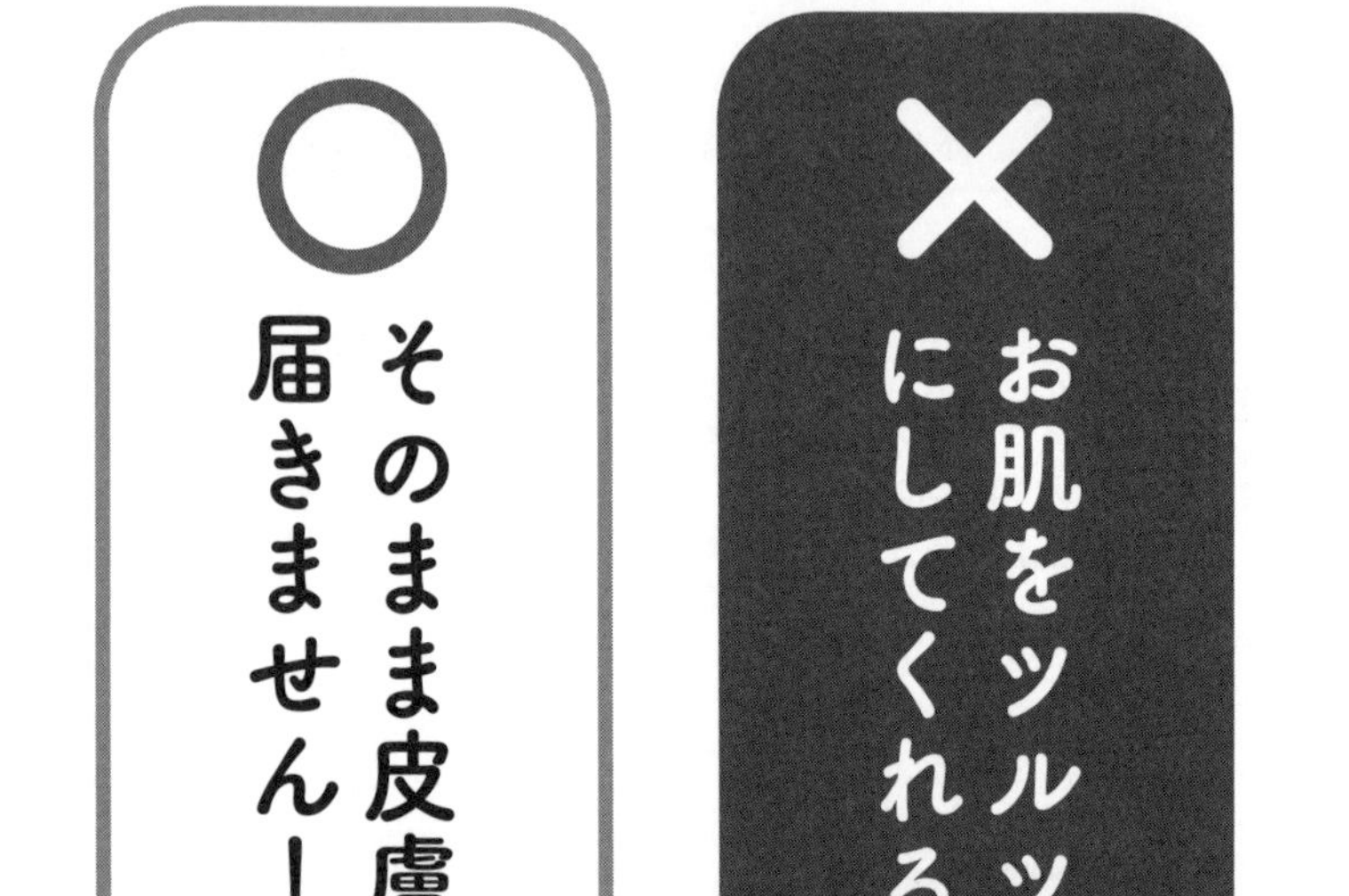
×
お肌をツルツルにしてくれる！
○
そのまま皮膚には届きません！

？ 肌のハリを保つには、コラーゲンをたくさん摂ればいいはずですよね？

！ コラーゲンは食べても飲んでも分解されますので、そのままお肌に届くということは考えられません。

コラーゲンを多く含む臓器

コラーゲンは、皮膚だけでなく、筋肉や腱や骨、さらに血管や腸の内壁などをつくっている重要なタンパク質でもあります。腱の八五％、靭帯の七〇％、関節軟骨の七〇％がコラーゲンでできています。私たちの体内にあるタンパク質の二五〜三〇％はコラーゲンです。

魚の煮こごり

コラーゲンは、三本のアミノ酸の鎖がねじれた三重らせん構造になっています。この鎖がしっかりとからみ合うことで、強く、硬いタンパク質になっています。各鎖とも一四〇〇個以上のアミノ酸からできています。このコラーゲン分子を熱すると、三本の鎖がバラバラになります。これがゼラチンです。

煮魚をつくった時、冷えると煮汁がゼリーのように固まった「煮こごり」ができます。これは魚のコラーゲンが加熱によってゼラチンになり、煮汁に溶けだして固まったものです。

コラーゲン飲料の消化吸収

現在多種類のコラーゲン飲料やコラーゲンサプリが売り出されています。でも、コラーゲンだけでなく、食べたタンパク質は胃や小腸で分解され、アミノ酸の形で血管内に入ります。やがてアミノ酸は体内の色々な部位に運ばれ、そこでタンパク質として再合成されます。口から取り込まれ、胃や小腸で分解されたコラーゲンは、アミノ酸のように小さな分子になってはじめて、血管内に入ることができるのです。

バランスよい食事で、お肌を美しく

コラーゲンが分解されてできたアミノ酸が、体内で再びコラーゲンになる確率は、ゼロではないにしても極めて小さいでしょう。ですから、お肌のハリと弾力を保つためには、特別にコラーゲン飲料を摂取する必要はありません。普通に肉や魚などタンパク質を豊富に含むバランスのよい食事を心がければよいのです。

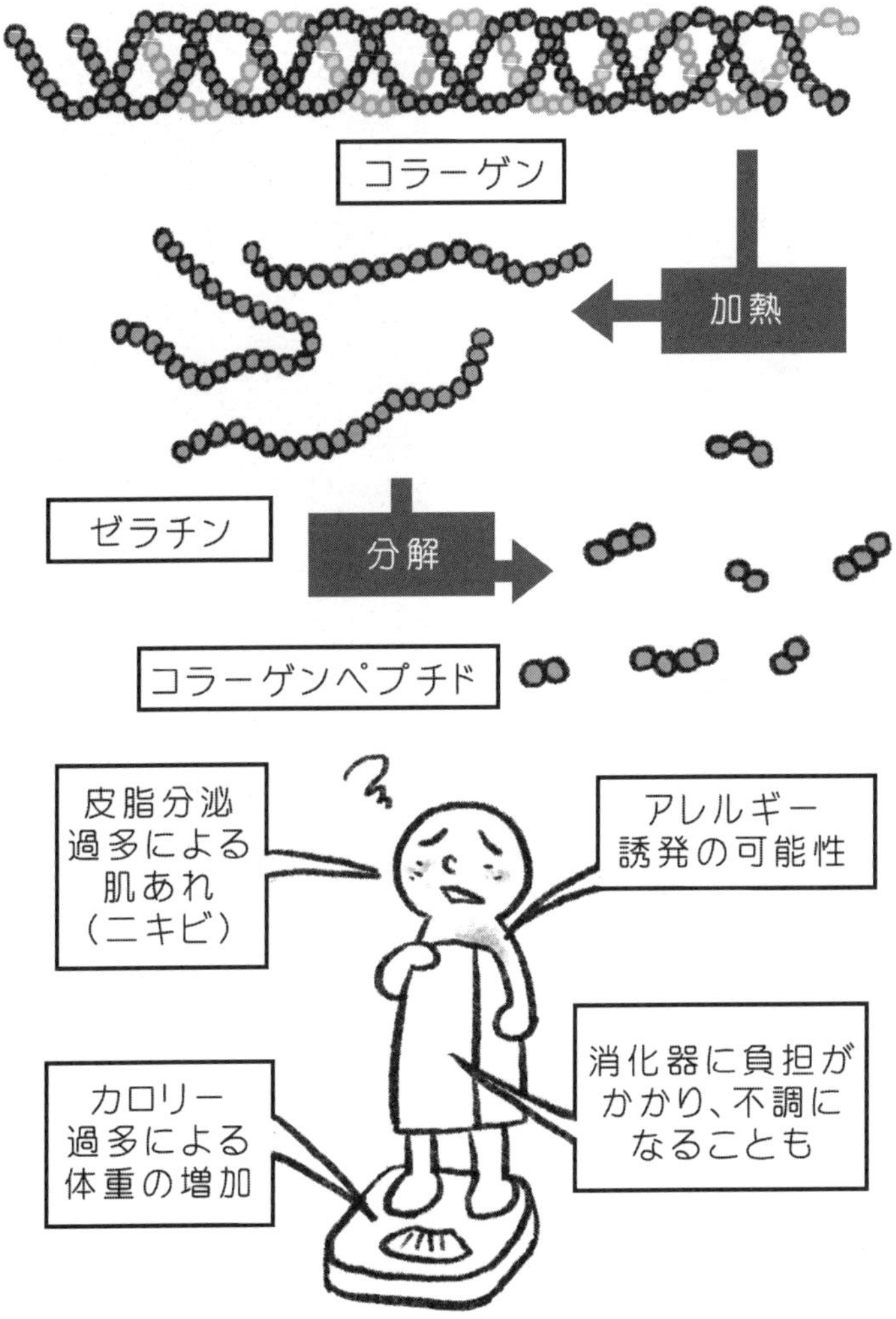
コラーゲン
加熱
ゼラチン
分解
コラーゲンペプチド
皮脂分泌
過多による
肌あれ
（ニキビ）
アレルギー
誘発の可能性
消化器に負担が
かかり、不調に
なることも
カロリー
過多による
体重の増加

酵素を摂るなら

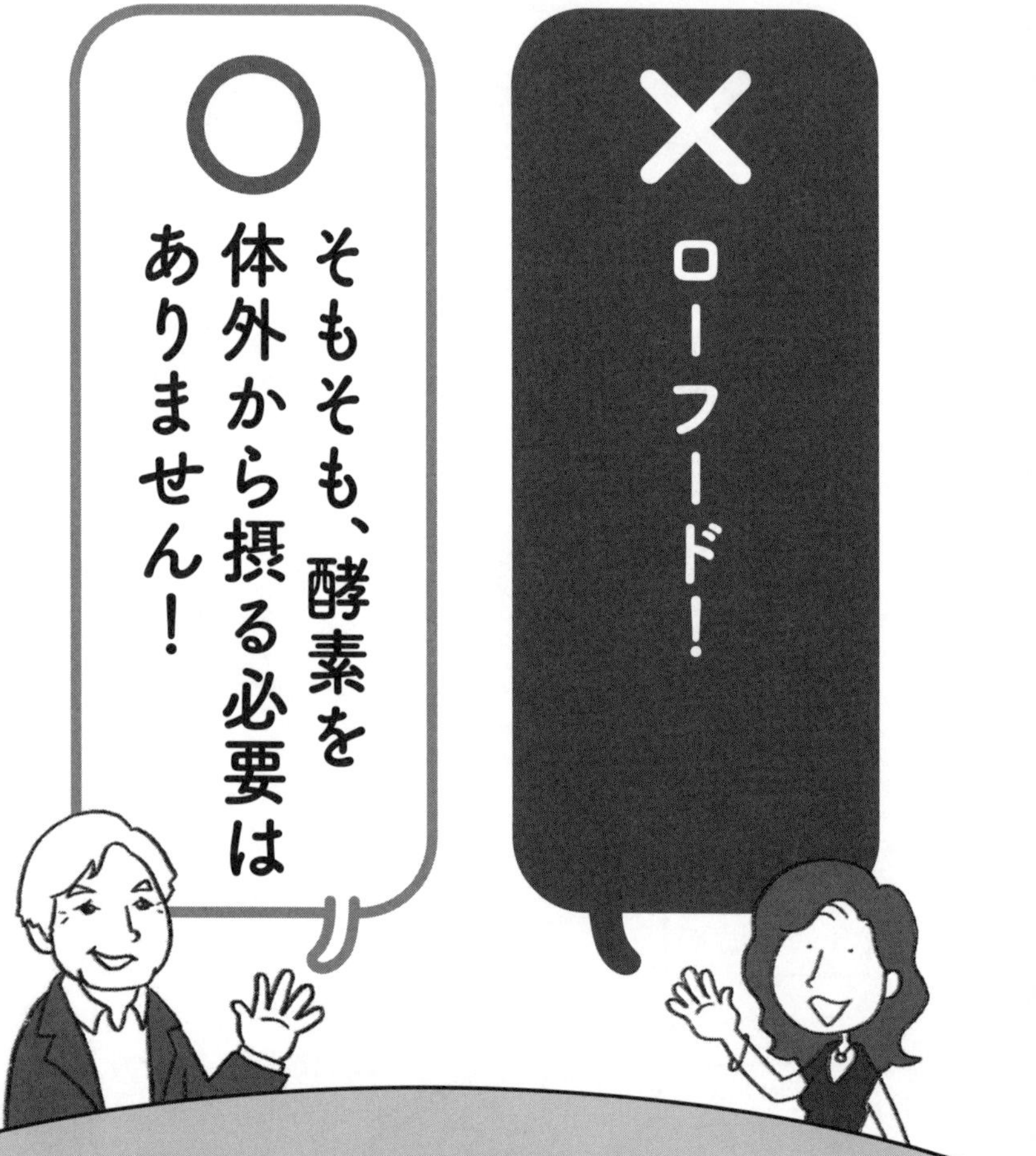
×
ローフード！
○
そもそも、酵素を体外から摂る必要はありません！

？ 酵素を摂ると、体内代謝を活発にしてくれるので、健康やダイエットに役立ちます。酵素の不足は万病のもとです。酵素は加熱すると働きがなくなるので、生食材（ローフード）を食べるべき！

！ 食べ物として取り入れた酵素が、体内で作られる様々な酵素の代わりとして働くというのはニセ科学です。

酵素は、生体内で必要なときに、必要なだけつくられる

体内では、数多くの、しかも複雑な化学変化が整然と進行しています。酵素は、そのときに働く生体触媒です。例えば、だ液に含まれているアミラーゼという酵素はデンプンを糖に分解しますが、自分自身は変化しません。

このように特定の物質に作用して、その化学変化を促進させる物質を触媒と言います。三七〇〇種余りもある人の酵素には、それぞれ受け持ちの反応があって、お互いに邪魔しないように働いています。

ほとんどの酵素はタンパク質からできています。このため、高温条件や酸、アルカリなどでその立体構造が壊れて変性し、触媒の働き（活性）がなくなります。人体の酵素の多くは、中性（pH七）付近、体温程度の温度（三七℃）でもっとも高い活性を示します。

生体内には、一定のpHを保つ働きがあるので、酵素は活性を失うことなく、働くことができます。

酵素は生体内で必要なときに速やかに合成されます。ですから外から補給する必要はありません。外から補給したとしても、私たちの胃や小腸でアミノ酸に分解されてしまうので、酵素としての働きは期待できないのです（ただし大根おろしのように、デンプンを分解するアミラーゼ

を豊富に含み、消化を助けてくれるものもあります）。

酵素ジュースの危険性

酵素ジュースというのは、容器に野菜や果物を切って詰め込み、砂糖を加えて素手で掻き回してから何日間も放置して発酵させ、出てきた汁です。この汁には、生の野菜や果物に含まれている酵素が入っているので、これを飲むことで消化管を休ませ、腸内環境を整えることができるというのですが、たとえきれいに洗った素手であっても、爪の間には数千個もの黄色ブドウ球菌やその他の雑菌が付着しています。

したがって、このような汁は、衛生上勧められません。危険です。

静岡県沼津市のホテル・ＡＷＡ西伊豆が提供する「酵素シロップ」が、手の常在菌を使って夏みかんを発酵させているとテレビ番組で紹介され、衛生面を問題視する声が相次いだ問題で、ホテルを運営する竹屋旅館（静岡市）が二〇二三年四月二六日に公式サイトで謝罪しました。

発端となったのは、二〇二三年四月二三日放送の「ビートたけしのＴＶタックル」（テレビ朝日系）でした。その中で、ＡＷＡ西伊豆が提供する酵素シロップが取り上げられたのです。

従業員が「こちらが自家製の酵素シロップになっておりまして、夏みかんを発酵させたものになります」と紹介。「手の常在菌という菌を使って発酵させているので、中に手を入れてかき混ぜてますね」という説明とともに、透明の瓶の中に入った夏みかんを手でかき混ぜる映像が映りました。

すると、これを疑問視するツイッター投稿が拡散し、ＳＮＳでは「信じられない」「有り得ない」などと驚く声が相次いだのです。なかには「手の常在菌は黄色ブドウ球菌などがいて、食中毒の原因になります」と問題視する投稿もありました。ホテルを運営する竹屋旅館は二〇二三年四月二六日の夕方、公式サイトで謝罪し、この酵素シロップの提供を中止しました。

一般に普及している酵素ドリンクの作り方では一〇日から二週間、またはそれ以上の期間、毎日のように素手で攪拌するため、黄色ブドウ球菌やその他の雑菌を継ぎ足して増殖させていることになります。これで健康被害を避けることは、難しいと言えるでしょう。

グルコサミンは

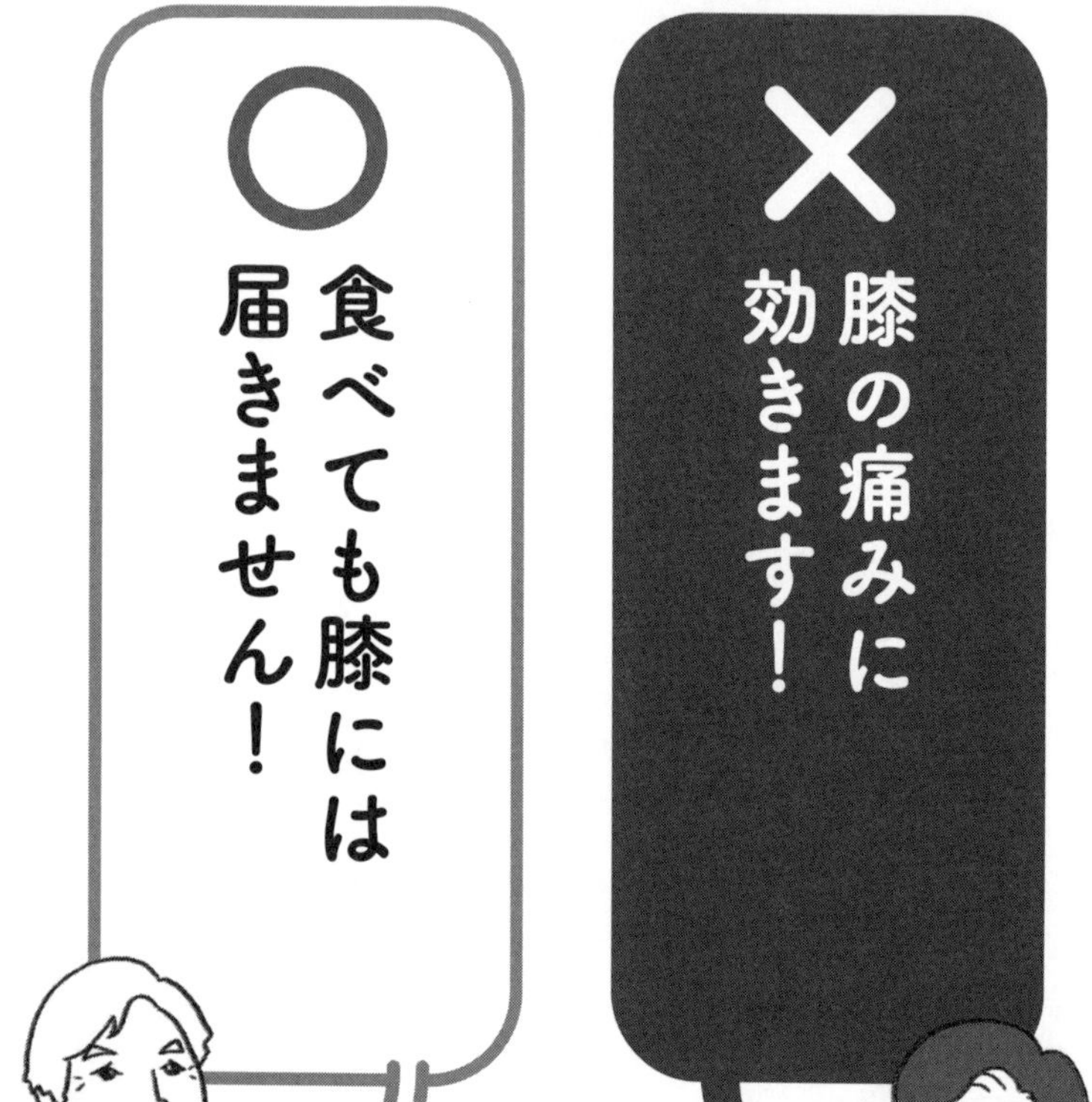
×
膝の痛みに効きます！
○
食べても膝には届きません！

？ グルコサミンは生物由来の成分ですので、安全なサプリメントです！

！ 経口サプリメントのグルコサミンが広告どおりに効果を示すには、腸管から吸収され、分解されずにそのまま軟骨成分として再利用されなければなりません。しかし、その確率はきわめて低いのです！

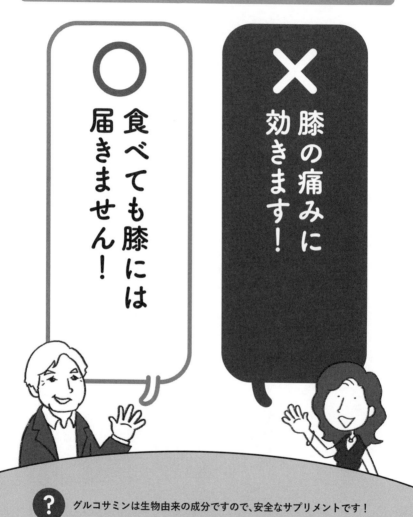

アレルギーに注意！

サプリメントとして販売されているグルコサミンのほとんどは、エビやカニなどの殻に含まれているキチン由来です。カニなどの殻を粉砕し、酸による処理と酵素による分解で得られます。そのため、甲殻類に対してアレルギーのある人は摂取を控えるべきです。

厚労省のHP（https://www.ejim.ncgg.go.jp/pro/overseas/c03/21.html）には以下のような記述があります。なお、以下に出ているコンドロイチンは、グルコサミンなどのアミノ糖が多数結合した物質です。

①　グルコサミンが変形性膝関節症の痛みに有効かどうか、また、グルコサミンとコンドロイチンのサプリメントがそれぞれ他関節の変形性関節症の痛みを軽減するかどうかは不明です。

②　研究により、グルコサミンとコンドロイチンのサプリメントは、抗凝固薬ワルファリンの作用を増強（出血傾向に）させる可能性があると言われています。

プラセボ効果だった

世界的に権威のある雑誌「ニューイングランド・ジャーナル・オブ・メディシン」の二〇〇六年二月に発表された論文「変形性膝関節症の患者にコンドロイチンのみ、グルコサミンのみ、両者併用、の検討」には、次のように記されています。

◎変形性膝関節症の患者一五八三人を五グループに分け、六ヶ月間投与を続けた。
・グループ1＝毎日グルコサミンを投与
・グループ2＝毎日コンドロイチンを投与
・グループ3＝グルコサミンとコンドロイチンの両方を投与
・グループ4＝鎮痛薬を毎日投与
・グループ5＝プラセボ群（上記のいずれも投与されない）

◎結論
グルコサミンとコンドロイチンを単独または組み合わせて使用しても、変形性膝関節症患者グループ全体の痛みを効果的に軽減することはできなかった。

プラセボ効果というのは、薬理作用のないもので病気がよくなったり、悪くなったりするなど、薬理作用に基づかない効果のことです。薬理学的にまったく不活性な薬物（プラセボ）を薬と思わせて患者に与え、それで病状が改善された場合を「プラセボ効果があった」と言います。

とくに慢性疾患や精神状態に影響を受けやすい病気では、プラセボを投与しても、かなりの効果が現れることが知られています。ですから信頼性の高い研究は、プラセボ効果を避けるために、同じ病状の集団を二つに分け、二重盲検（ダブルブラインド）法という方法を用いて調べます。

二重盲検（ダブルブラインド）法では、一方には有効成分が含まれている治験用薬を、もう一方にはふくまれていない偽薬を投与し、追跡していくのですが、患者だけでなく医師にも治験用薬と偽薬の区別を知らせず（ダブルブラインド）、第三者である判定者だけがその区別を知っているという状態にして研究が進められます。

プラセンタで

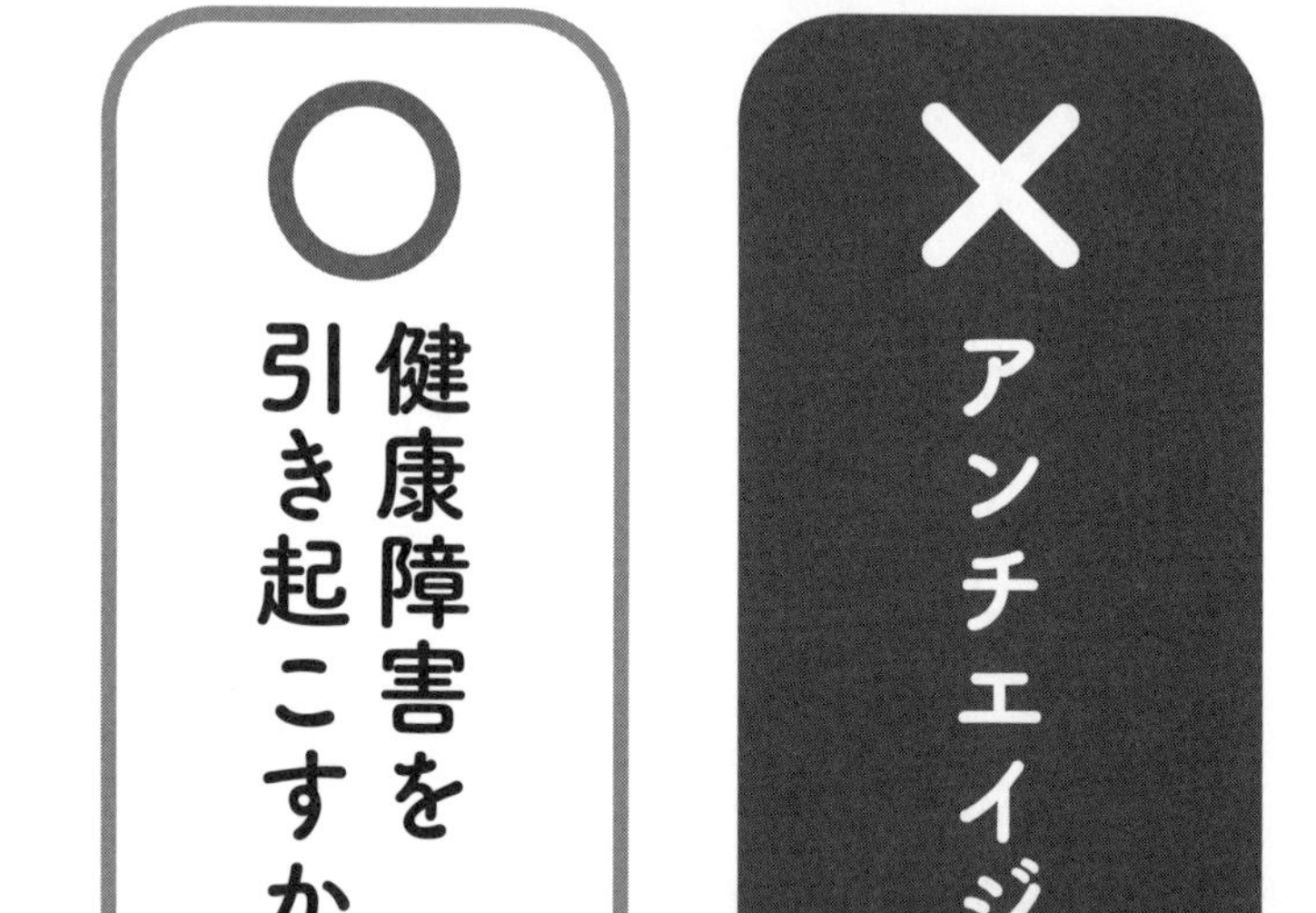
×
アンチエイジング！
○
健康障害を引き起こすかも

？ プラセンタエキスには、アンチエイジング効果があるんじゃないんですか？

！ 健康障害として薬剤性肝炎、接触皮膚炎、アトピー性皮膚炎の増悪因子の可能性の報告があります。なお、海外で胎盤抽出物を医薬品として市販している国は、インドとイタリアくらいです。

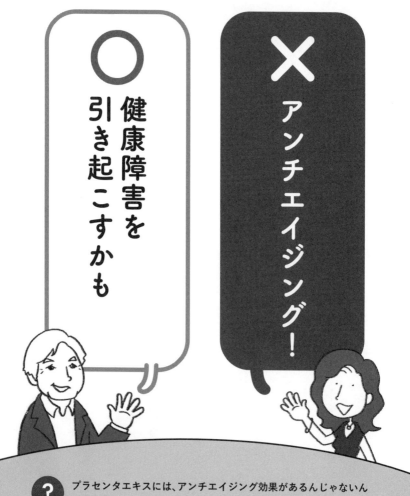

サプリプラセンタの製法は雑多

サプリの原料の胎盤は、とても臭いものです。それは胎盤が、胎児の老廃物を受け取る場所でもあるので、体外に出てから細菌で尿素などが分解されて、アンモニアなどができるからでしょう。でも胎盤には、タンパク質・糖質・ビタミン・ミネラルなどが含まれていて、栄養成分は豊富です。そこで業者はプラセンタ商品を「栄養を供給して胎児を育てる臓器だから栄養豊富で強い生命力を持つもの」というイメージで売り出したのです。

サプリでは、豚・羊・馬のプラセンタを使いますが、生からエタノール・水抽出物、加水分解物、酵素で分解という具合に、製法も雑多です。

豚や羊や馬のプラセンタが人に効くか？

プラセンタには、ホルモンの調節因子が含まれているといわれますが、はっきりしていません。豚・羊・馬などのプラセンタで人にどのくらいの作用があるのか疑問です。

俗に、「更年期障害によい」「冷え性によい」「貧血によい」「美容によい」「強壮・強精によい」などといわれていますが、その効果を証明する十分なデータは見当たりません。

サプリプラセンタの危険性

サプリの場合は、医薬品の注射剤としてではなく、食品の一種として経口摂取されます。人における安全性については調べた文献に十分なデータが見当たりませんが、アレルギー、薬剤性肝障害を起こした事例が報告されています。

胎盤は、胎児へ栄養供給をするだけでなく、危険な物質が胎児に届かないよう関所の役割も果たしています。ですから有害物質が含まれている可能性もあります。プラセンタは、家畜から人に感染する病原体を除くための加熱滅菌処理がされていますが、狂牛病が問題となって以来「加熱しても死滅しない病原体（プリオン）が蓄積しやすい」として、牛の胎盤利用は禁止されました。

医薬品として承認されているプラセンタですら、添付文書には「ウイルスなどの病原体の混入は完全には排除できない」と明記されています。こうした背景もあって、二〇〇六年一〇月から厚生労働省の方針により、ヒト胎盤由来プラセンタの注射を受けた人は事実上、献血できなくなっています。

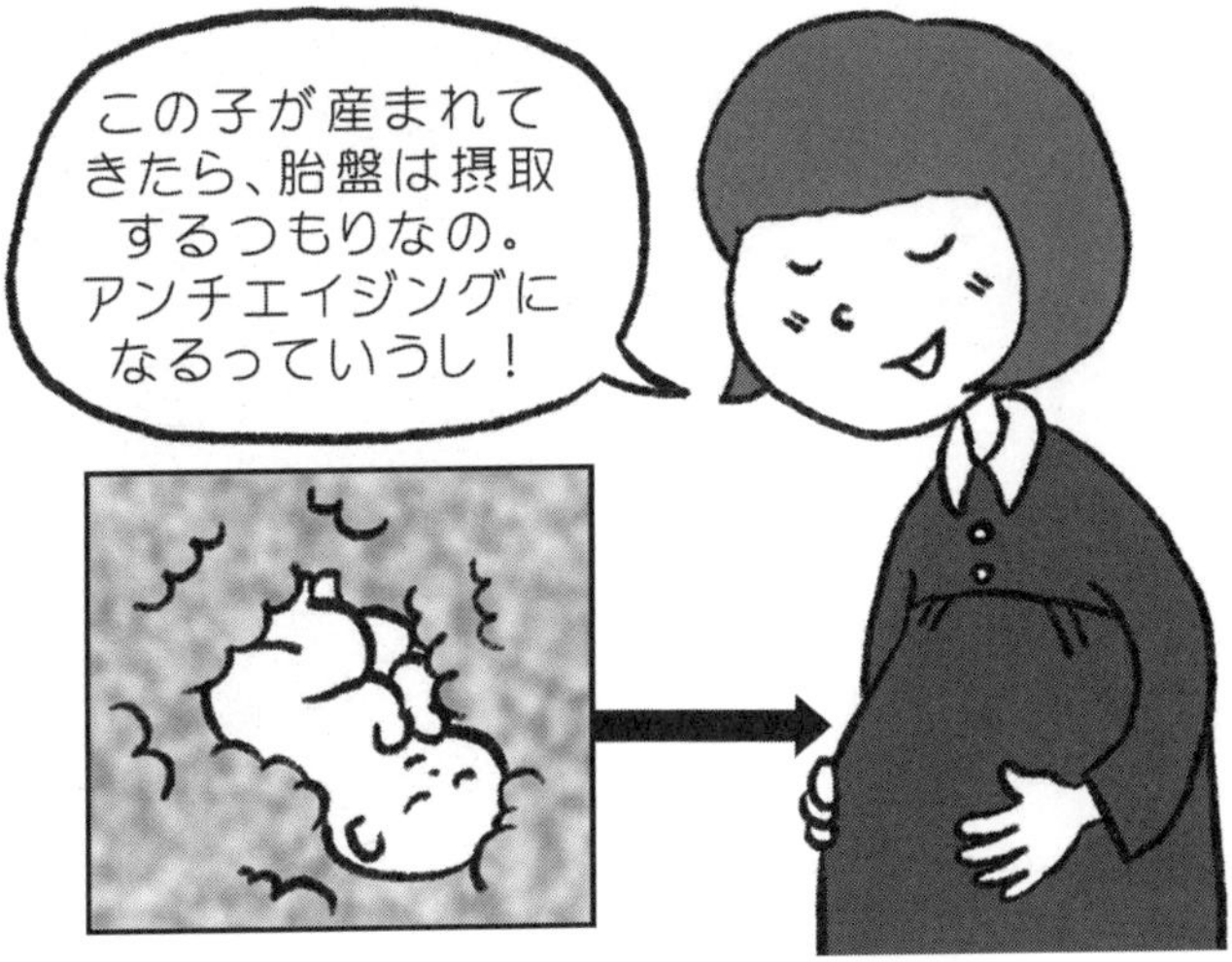
この子が産まれてきたら、胎盤は摂取するつもりなの。アンチエイジングになるっていうし！

安全性と保障する十分なデータはない

血液クレンジングで

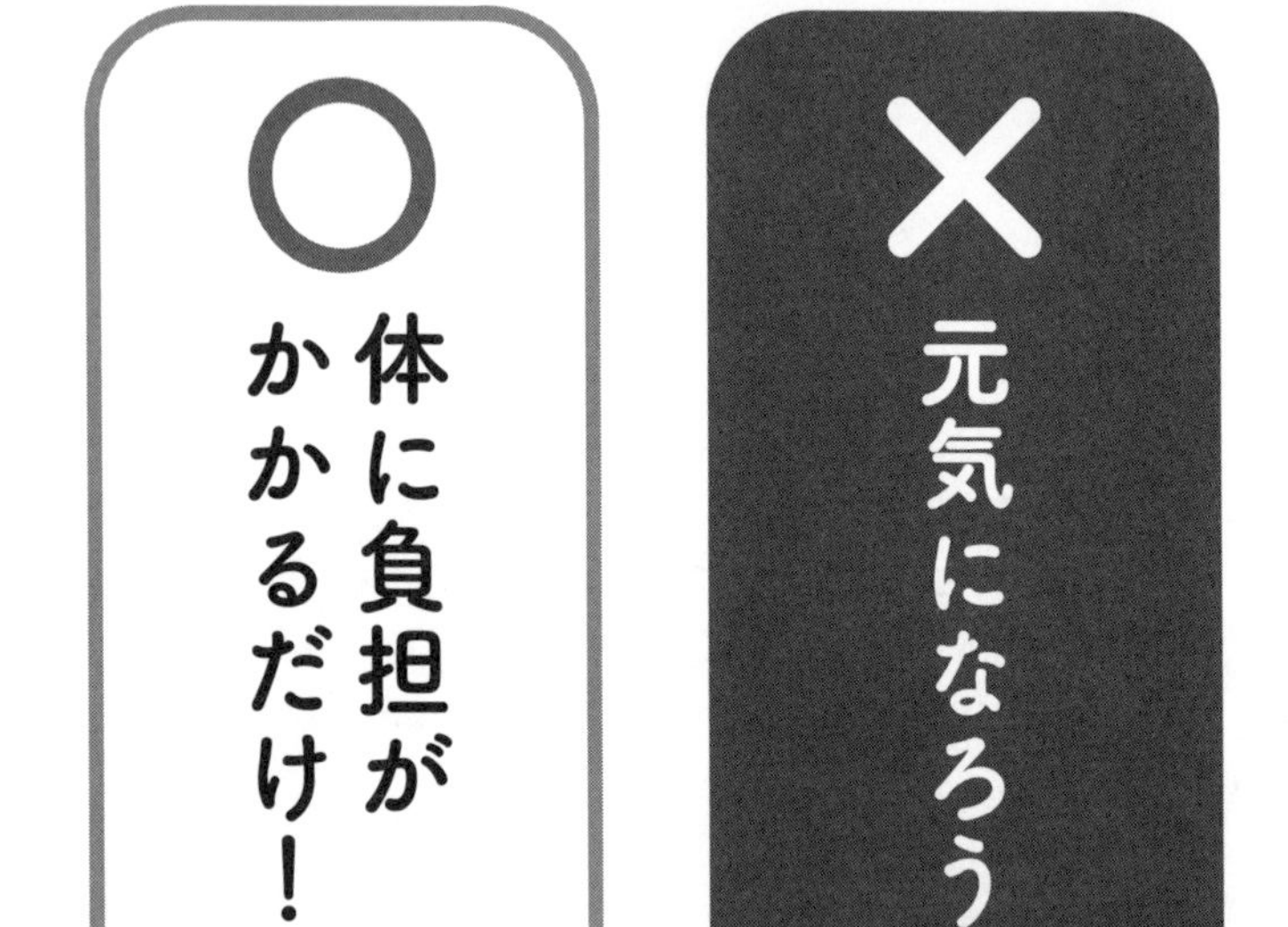

？ 体内に適度な酸化ストレスを与えることで、抗酸化力強化、全身酸素化、末梢血流増加、免疫機能向上、細胞活性化などの健康改善効果が得られ、元気になれるはず！

！ 新潟大学名誉教授で、医療統計の第一人者の医学博士の岡田正彦氏によると、オゾンセラピーに関して「しっかりとした調査をもとに書かれた論文はひとつもない」のが現実です！

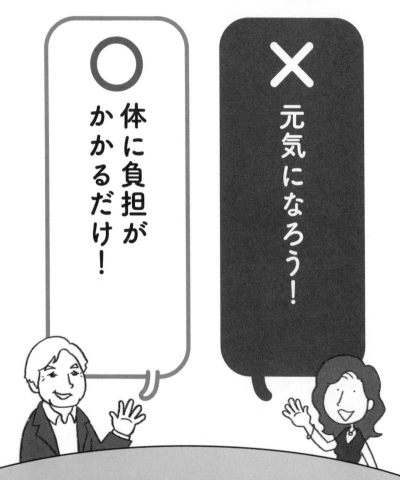

血液を取り出して、オゾンを加えて元に戻す方法は危険！

岡田正彦氏は二〇一九年一〇月二九日二一時〇〇分配信「週刊女性ＰＲＩＭＥ」（https://news.line.me/detail/oa-shujoprime/47858380lc1d）の中でオゾンの危険性について、次のように指摘しています。

「酸素原子が三つついたO_3がオゾンになります。私自身も過酸化物質を研究してきましたが、やはりリスクがある。オゾンというのは、ひと言でいうと〝殺菌剤〟。酸素というのは空気中に二〇％程度ありますが、ちょうどそれくらいが限度であって、それ以上増えると人間の細胞は傷んでしまいます。酸素は多すぎると人体には有害であり、それを逆手にとって菌を殺すために使われています。さらにオゾンは、そのものが人体にとっては有害なんですね。その理由は細胞を殺してしまうからです」

「白血球は、活性酸素を作って菌などを攻撃します。オゾンも同じで活性化された酸素で菌を殺しているんですね。その意味でオゾンは絶対悪ではない。だから効果が表れる場合もあるようですが、それをどの程度使えばいいのかという量は、ものすごく微妙なもの。薬も過ぎれば毒になりますが、その調整はほぼ不可能で、白血球にしかできない。毒としてしか働いていないのではないかと思います」

血液クレンジングは、全額自費の自由診療

血液クレンジングを行っているクリニックは多くの効能をうたっています。冷え症・頭痛・低血圧・慢性疲労・高コレステロール値・高尿酸値・肝炎・慢性関節リウマチ・メタボリック症候群・頚椎捻挫・肩こり・腰痛・脳梗塞・心疾患・動脈硬化・がん予防・パーキンソン病などの予防、さらに美白および美肌効果といった具合です。

自由診療は、保険診療と異なり、安全性や有効性が国によって承認されていません。日本ではある程度医師の裁量による自由診療が認められているので、効果が確実でない治療法も行うことができます。なおアメリカでは二〇一六年から血液クレンジングを禁止しています。

一度抜いた血液を再び体に戻すのは身体に負担が大きいばかりでなく、いったん体外に出した血液を体内に戻す場合には、感染症などのリスクも懸念されます。採取した血液がガラス容器の中で鮮紅色に変化する映像や写真を見せて効果をうたっているサイトがありますが、これは赤血球内にあるヘモグロビンに酸素が結合したことによって色調が変化しているのであり、血液クレンジングをしなくても、肺の細胞内で常に起こっていることです。

効果に疑問符

インターネットの健康情報の問題に詳しい、島根大学の大野智教授は「血液クレンジングを含めたオゾン療法は、長い間行われてきている医療ではありますが、治療の有効性を証明している論文は多くありません。多くの病気に効果があるのか、疑問が残ります」と述べています。

また内科医の酒井健司さんは二〇二二年七月四日九時〇〇分配信の朝日新聞デジタル「根拠ない代替医療　デトックスだけではなく『クレンジング』にも注意」で、次のように述べています。「血液クレンジングを行っている医師たちが、本当に効果があると信じているのならば、きちんと臨床試験を行って効果を検証すべきです。たとえば、がんの患者さんを対象にした臨床試験を行って効果が証明できれば、保険診療でも血液クレンジングを使えるようになってより多くの患者さんを救えます。ですが、彼らは検証に消極的です。臨床試験を行わなくてもお金もうけができるからだとしか思えません。万能をうたうのも、できるだけ多くの人に売りたいからでしょう」

二〇二〇年に国会でも論議された血液クレンジングですが、厚生労働省は、その効果やリスクについて現時点では確認できていないとしました。したがって、これを法律で取り締まるのは難しく、消費者がリテラシー（情報を理解し、活用する力）を高めることが大切です。

セルライトは

×
脂肪細胞に老廃物が絡みつき、繊維化して変形したかたまり

○
ただの脂肪のかたまり！

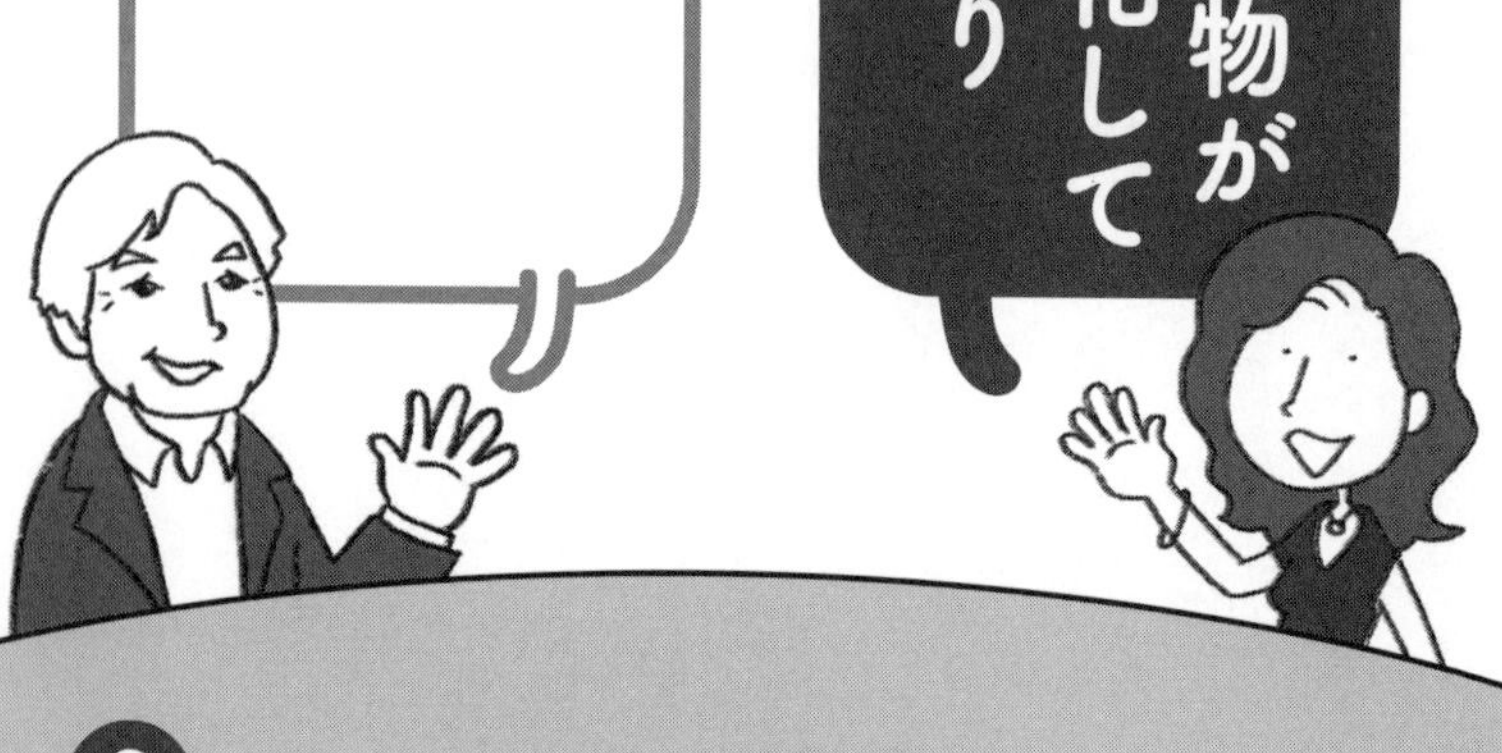

？ セルライトはエステやサプリによってのみ、解消することができます！

！ セルライトは医学的には普通の脂肪組織で、脂肪組織が肥大化し凸凹になっているだけです。ですので、セルライトという言葉が出てきたら、それだけでインチキ商品だと判断できます！

「セルライト」という言葉

日本でも二〇年ほど前からテレビや雑誌で話題になっているので、セルライトという言葉を知らない人（特に女性）は少ないでしょう。TVの健康番組などでは、「ねじると皮膚が凸凹した状態になったら、セルライトが発生しているサイン」などと紹介されていました。

そもそも、「セルライト」という言葉はフランス語の造語です。細胞という意味の「Cellule」と、鉱物という意味の「ite」を組み合わせて作られました。ヨーロッパのエステサロンで「脂肪の塊」という意味で使われ始めたのが起源のようです。ニューヨークのエステサロンのオーナーであるニコル・ロンサール（フランス人）が本に書いてから、米国に広まりました。

つまり、医学用語ではなく、主に美容業界や健康食品業界で使われている疑似科学用語なのです。

セルライトの正体とは？

美容雑誌や健康番組では「古い皮下脂肪組織がスポンジのように、どんどん脂肪・水分・老廃物を溜めこんだもの」、あるいは「皮下組織が肥大化してしまい、コラーゲン繊維と絡みあってガチガチに固まった状態のこと」または「脂肪細胞同士が付着してできる脂肪の固まり」など、いろいろな説が唱えられています。しかし、実はそれらは根拠のあるものではありません。

現在、セルライトについて医学的な研究がなされています。その結果、セルライトができやすいといわれてきた太ももやおしりの皮下脂肪は、ほかの部分の皮下脂肪と生化学的には違いがないことがわかりました。つまり「セルライトと呼ばれる特別な脂肪はない」ということです。

また、皮下の脂肪細胞をはじめとするすべての細胞は、何十日かの周期で生まれ変わっています。古くなった細胞はこわされ、新しい細胞に取って代わられています。

これを「新陳代謝」といいますが、皮下脂肪がある場所に老廃物が溜まるという状態は、腎臓や肝臓の重い病気でない限り考えにくいことですから「古い皮下組織と老廃物が結合する」というセルライトの発生は起こりえないのです。医学的にはセルライトも普通の脂肪も同じ細胞で、健康な組織であるという見解が一般的です。

エステやサプリではセルライトは消えない

美容業界では「セルライトは老廃物が絡みつき、変形してしまった状態のため通常の皮下脂肪に対する対処法では解消できない」というのが定説です。そのせいもあり、マッサージや専用の食品での食事療法、サプリなど、セルライト解消を謳う商品があふれています。

しかし、それらを試してみたけれど、「セルライトを解消できなかった……」という人も多いようです。それもそのはず、セルライトは普通の皮下脂肪なのでマッサージで揉み出すことや、サプリで消すことはできないのです。

皮下脂肪に効果的なダイエットを正しく成功させれば、同時にセルライト解消につながるでしょう。凸凹した脂肪は、運動とカロリー制限を組み合わせた通常のダイエットで皮下脂肪を減らすことができれば、結果的に目立たなくなります。

column 6

アンチエイジングのサプリはあるの？

エイジングは歳をとること、加齢による老化です。アンチエイジングは抗加齢、抗老化とも訳され、老化を防止することを意味します。

アンチエイジングのための健康食品・サプリや健康法が花盛りですが、今のところアンチエイジングの方法として医学的に効果があるとされているものは、「食べ過ぎないこと」「適度な運動をすること」くらいです。

また、アンチエイジングとして活性酸素を取り除く抗酸化物質を摂取することがしばしば推奨されます。活性酸素は遺伝子であるDNAを傷つけてがんの発生に関係したり、悪玉コレステロールであるLDLコレステロールを酸化させて動脈硬化を進行させたりして、老化の原因と目されているからです。ただし、仮説の段階で、今のところ証拠はありません。

第7章

脳のニセ科学

脳が使われているのは

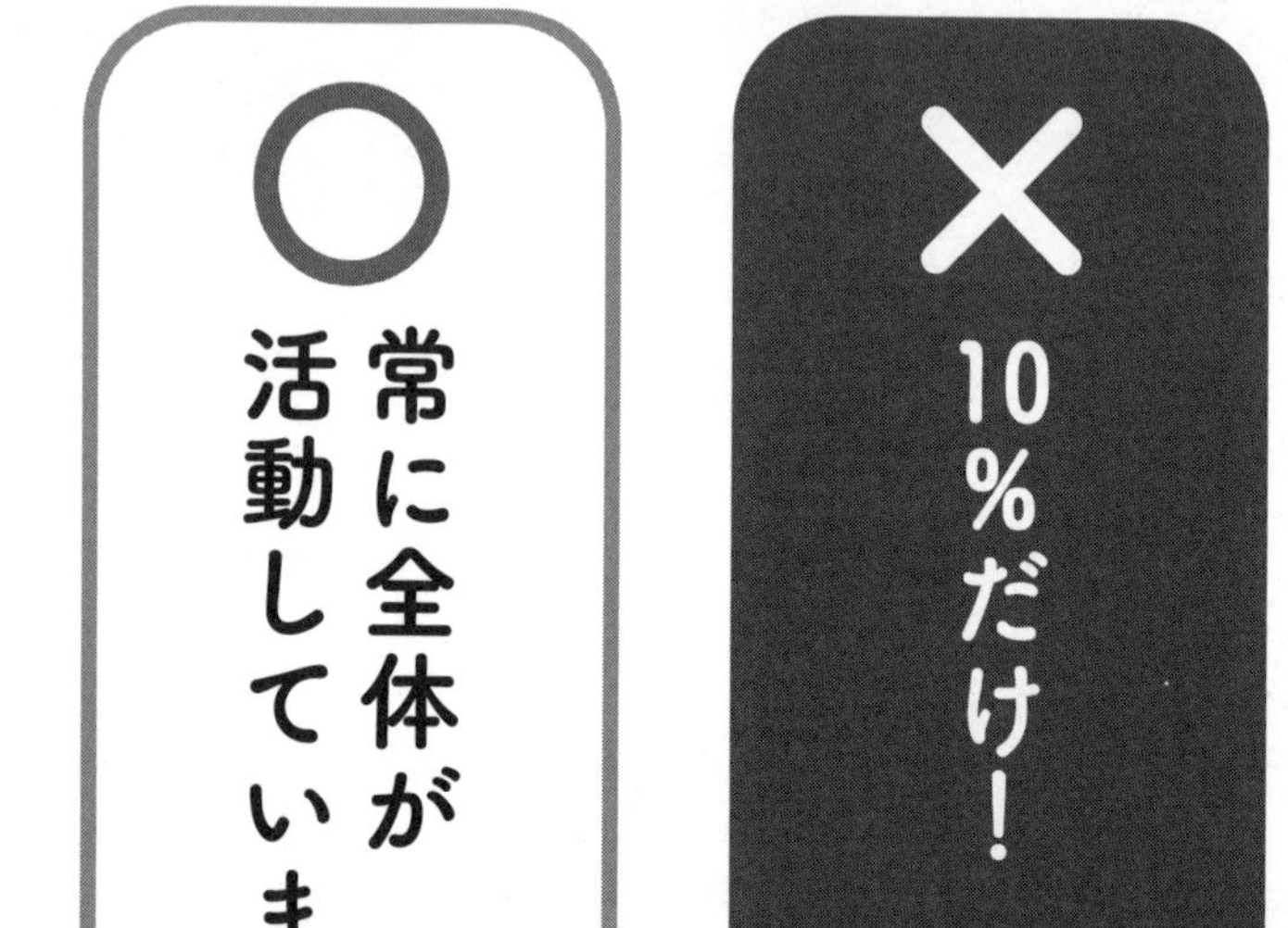

? 脳の使用していない90%には未知の機能が眠っていて、それを活性化することで特殊な能力が得られるはずなのですが……。

! 脳の活発に動く領域が、受ける刺激や行動によって異なることは事実です。ただし、9割もの部分が働いていないということは、あり得ません。

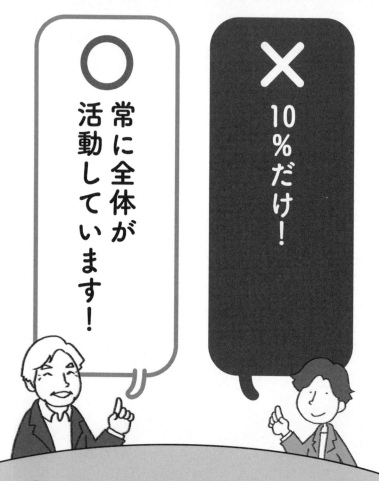

MRIの仕組み

ＭＲＩとはMagnetic Resonance Imaging（磁気共鳴画像）の略称です。非常に強い磁石と電磁波を利用し、人体を任意の断面（縦・横・斜め）で画像表示することができる検査です。

ＭＲＩ装置内には磁石の強い力（磁場）が働いていて、中に入った人の体にごく弱い電磁波を当てる仕組みになっています。当てられた電磁波が返ってきたときの強さを測定することにより、全く人を傷つけないで人体断面の画像を撮影することが可能になります。

私たちの体の赤血球の中にはヘモグロビンと呼ばれる物質があり、酸素を運ぶ役割を果たしています。酸素を手放した後のヘモグロビンは「脱酸素ヘモグロビン」と呼ばれ、ごく弱い磁石のような性質（磁性）をもっています。この性質のため、ＭＲＩの磁界はわずかに乱されて、電磁波は弱められて返っていきます。

しかし神経細胞が活動すると、その神経細胞に酸素を供給するために、酸素と結びついた「酸素ヘモグロビン」が多量に流入してきます。そのため、磁界を乱していた脱酸素ヘモグロビンが少なくなって、弱められていたＭＲＩ信号は強くなります。ＭＲＩではこの仕組みを利用します。

手足を動かしているときには一次運動野が働いているので、そこに多量の酸素ヘモグロビンが流れ込み、MRI信号が強くなります。そこで、たとえば手を握ったりひらいたりしているときのMRI信号と、何もしていないときのMRI信号を比較すれば、一次運動野がどこにあるのか画像の上に示すことができるのです。

MRI脳画像診断などにより、単純な歩行時でさえ、脳の大部分の領域が働いていることが分かっています。

fMRIは脳の機能や活動の観察をするもの、MRIはおもに全身の組織や臓器の構造の観察をするもの、という違いがあります。

☑すでに神経神話の一つ

二〇〇七年、経済協力開発機構（OECD）は"Understanding the Brain:The Birth of a Learning Science"という文書を発行し、脳科学分野の学習に悪影響がある俗信を「神経神話」として報告しています。その一つが「私たちは脳の一〇％しか利用していない」です。OECDの文書によれば、この俗信が広まった背景には、アインシュタインの言葉があるようです。彼がとあるジャーナリストに対し「自分は脳の一〇％しか使用していない」と言ったというのです。

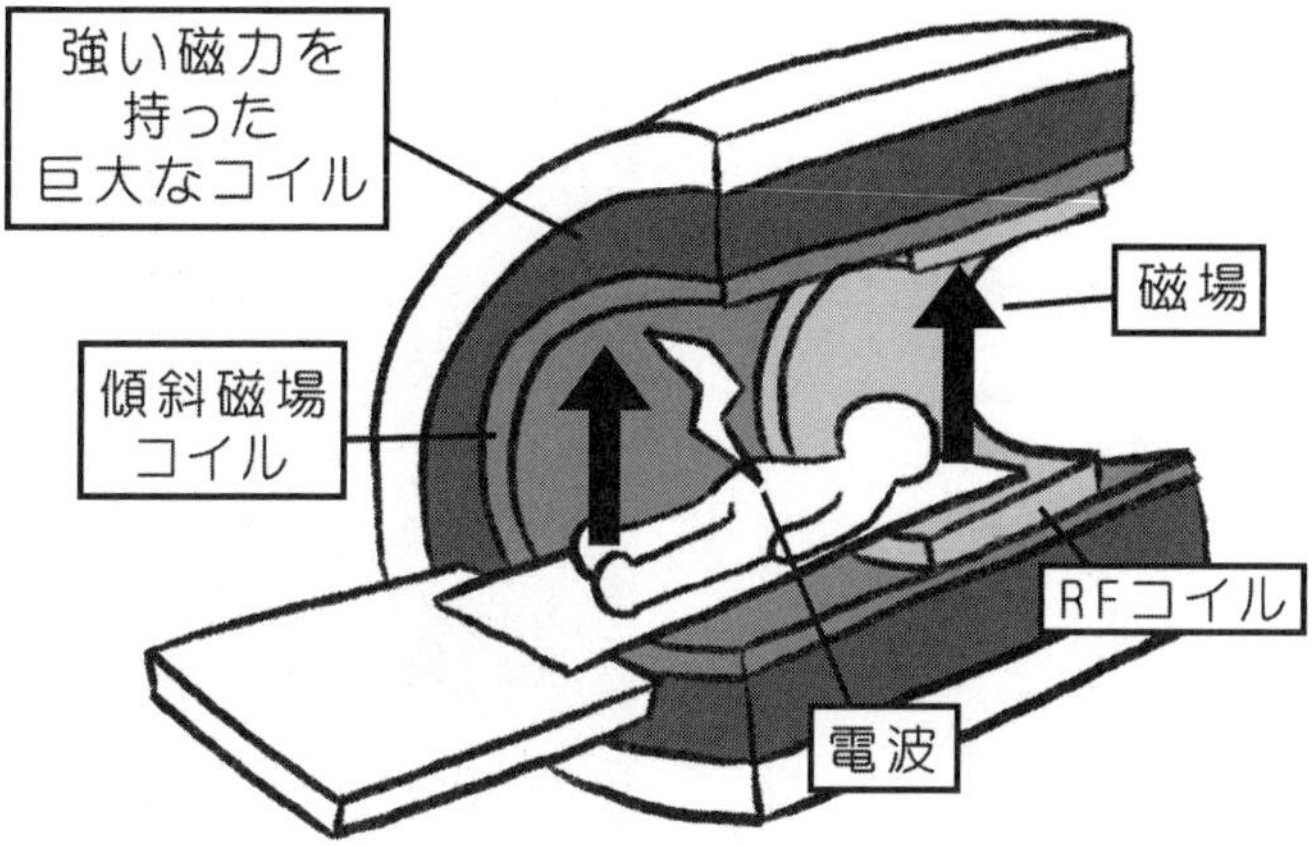

しかし、この言葉が公式に記録されたことはありません。発言自体があったかどうかも不明です。確かなのは、この言葉はその後一人歩きをして、デール・カーネギーのベストセラー書籍に使われたり、ユリ・ゲラーの「スプーン曲げ能力」の説明に利用されたことで、有名になったという事実だけです。

現在の技術では、機能性ＭＲＩ（二〇五ページ参照）をはじめ、様々な形で脳の内側を測定することが可能です。その成果からわかるのは、脳に使われていない部分は見つからず、むしろ眠っている時ですら、常に全体が活動状態であるということです。

認知症予防には

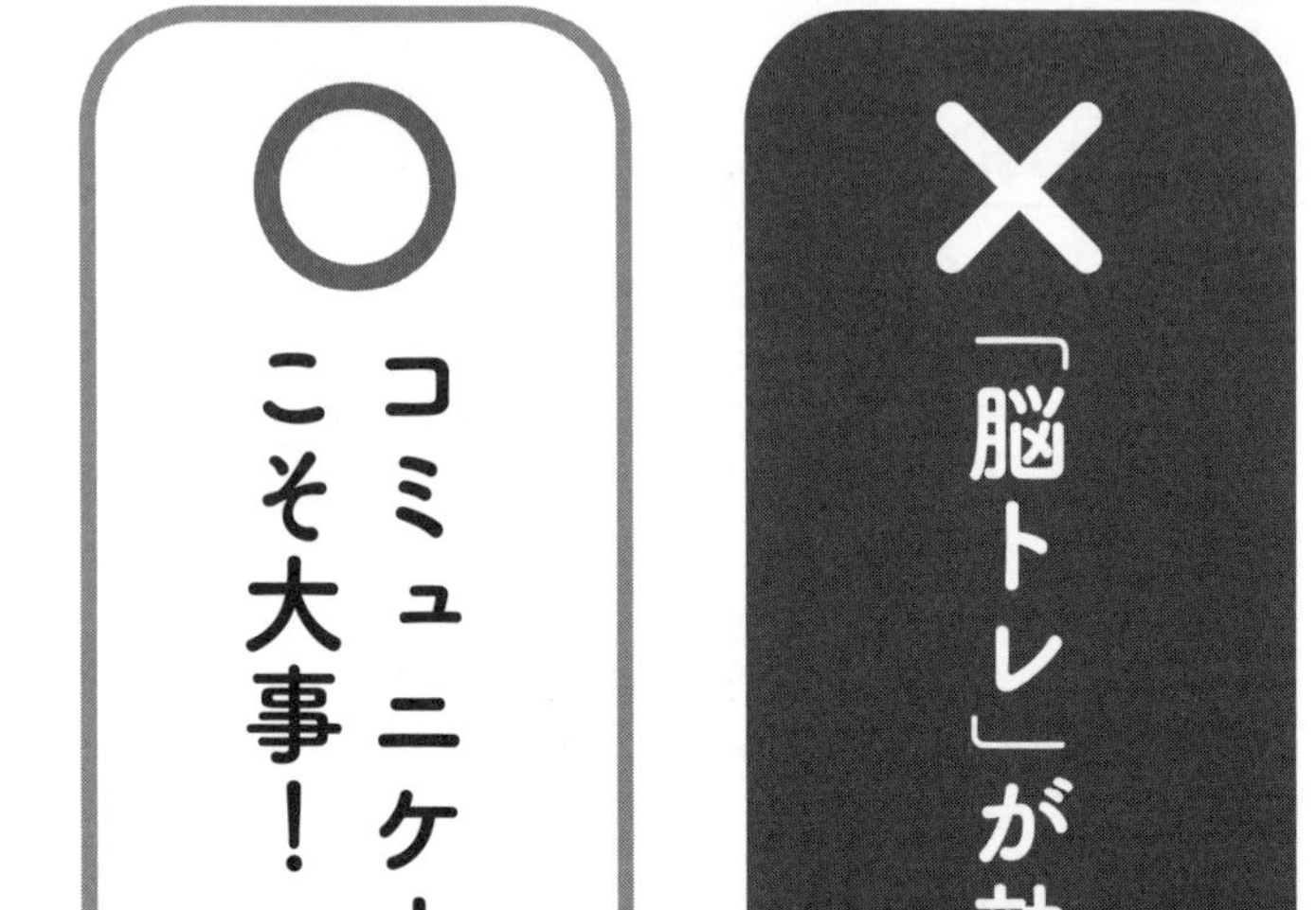

？ 脳トレを繰り返せば、大脳の前頭前野が活性化して、老化による脳機能低下を防止できるのでは？

！ アラバマ大学のカーリーン・ボール氏による2832人の高齢者に対する研究によれば、練習した課題のテストの点だけは上がるものの、認知機能はさっぱり上がらなかった、と和田秀樹氏が紹介しています。（https://www.egao-kaigo.jp/info/576/）

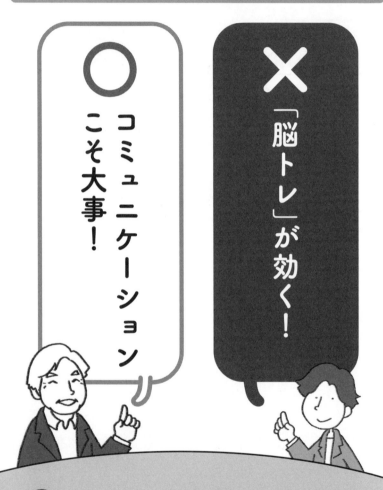

脳の血流増大＝脳の機能向上か？

脳トレの根拠の一つが「簡単な計算問題を速く解いているときは、脳の広範囲が『活性化』されることを機能性ＭＲＩで確かめた」というものです。

機能性ＭＲＩとは、ｆＭＲＩとも呼ばれ、機能的核磁気共鳴映像法の略で、脳の神経活動を測定し画像化する方法、またはその装置のことです。これは脳のどの場所が働いたかを、そこに集まる血流で調べるという方法です。

血流量の増加は、その部位の神経活動の活発化を意味しますが、その部位の機能向上を意味する訳ではありません。ですから脳が活動しているからといって、必ずしも記憶力や理解力が高まっているとは言いきれません。

機能性ＭＲＩで、血流量が上昇した場所、いわゆる『活性化』した場所が赤く色づけされた脳画像などを用いて示されると、脳科学者ではない私たちは、それをいかにも科学的であり、信頼するに足る情報であると考えてしまいがちです。

脳トレよりも他人との会話や交流こそが大事

川島隆太教授らの、老人ホームに入所している認知症の高齢者を対象とした研究では、計算や漢字の読み書きなど〝脳トレ〟をした群と自由行動の群を比べました。半年にわたる実験期間の前後を比較すると、脳トレ群は前頭葉の機能検査テストの成績が上がったのに対し、自由行動群は成績に変化がなかったといいます。しかし、脳トレ群の高齢者はコミュニケーションの質と量において、自由行動群とは雲泥の差がありました。

故藤田一郎氏（大阪大学名誉教授）は「被験者になったお年寄りには、週に二〜五回、川島教授のスタッフがつきそって、トレーニングのやり方を教えたり、アドバイスしたり、いろいろおしゃべりもしていた。だから脳トレそのものより若い人との交流で認知症が改善した可能性がある」といいます。

さらに「適切な対照実験がなされていないため、この実験からは計算や音読により脳に効果が現れたのか、それとも実験過程におけるスタッフとのコミュニケーションで成績が上がったのか、この全く異なる二つの解釈が成り立つわけです。

川島さんはこの二通りの解釈が成り立つことをご存じで、論文には『認知機能の上昇は、スタッフと学習者の間でコミュニケーションを交わす機会が増えたことが理由であったかもしれない』と書いています。しかし、ドリル本やゲームソフトが世に出るときには、この保留はなぜか消えてしまったのです。（中略）現段階では『脳トレ』商品の効果を実証する科学的根拠は著しく薄弱です。私には、『脳トレ』商品によって脳機能の向上や維持を期待できるという根拠は見当たりませんでした」と『脳ブームの迷信』（藤田一郎著、飛鳥新社、二〇〇九年）に記しています。

脳トレで知力低下は防げない

イギリスの医学誌『ＢＭＪ』に公開された研究（二〇一八年一二月一〇日）は、「クロスワードや数独（ナンバープレース）を解いても知力低下は防げない」と示唆しました。これはイギリス・グランピアン州国民保健サービス（ＮＨＳ）およびスコットランド・アバディーン大学などによって行われた研究の結果です。この研究では、子どものころ知能テストを受けた四九八人を対象に、およそ六四歳から一五年間、五回にわたって記憶力と処理能力のテストを行なったというものです。ただし、知的な活動を繰り返している人は、年齢を重ねても、ある程度知力が活発であることもわかったということです。

発達障害は

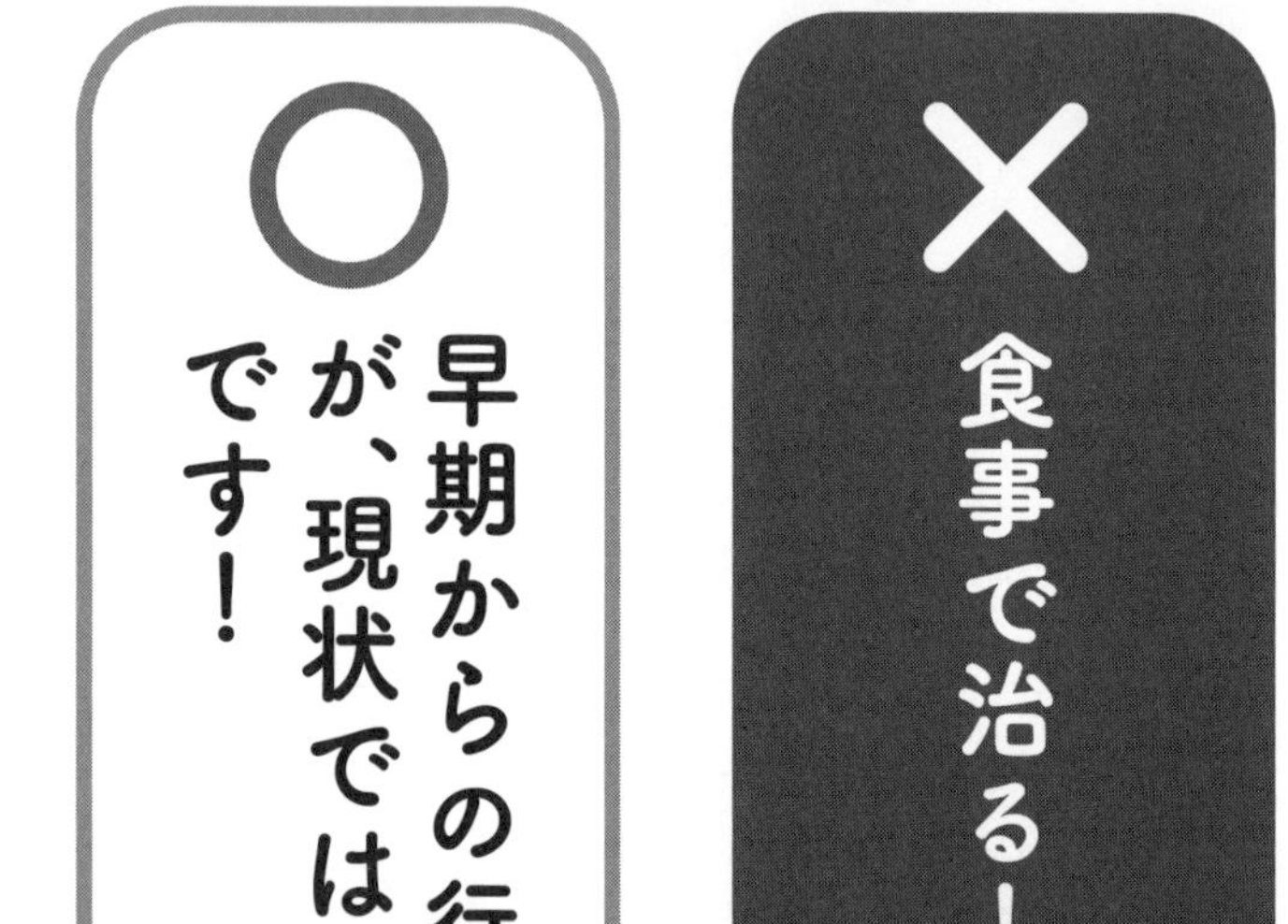
×
食事で治る！
○
早期からの行動療法が、現状ではベストです！

? 発達障害の原因はミネラル不足・食材に含まれる残留農薬・添加物の摂取が原因なのではないでしょうか？

! 発達障害は、栄養状態が不良で起こる可能性が全くないとは言い切れませんが、現在のわが国の栄養状態では考えにくいことです。

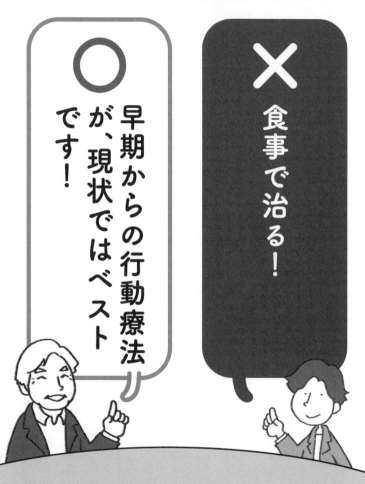

「発達障害は食で治る」とする根拠が弱い

「食事へのミネラル補給で自閉症などの発達障害が治る」とするしっかりした所見は見当たりません。一部の人たちが「ミネラル豊富な食事やミネラル水、ミネラルを含むサプリメント、オーガニックな食品を摂ると治る」と言っているだけです。その主張には自分たちの食品やサプリを売ろうとする背景もあると考えられます。

アンバランスな脳の発達

長年、発達障害の症状を持つ人の脳画像を研究してきた浜松医科大学の山末英典教授は「発達障害は脳の発達の仕方が、普通の人と比較すると少し異なっているということです。そのため得意な所と不得意な所が、普通の人と比べると極端に出てしまうことがあるのです」と語っています。

適切な対処法

自閉症などの発達障害は、現在のところ治療法が確立されていません。そうした状況のなかで、サプリメントを摂取させる代替医療が存在していると考えられます。

現在は、発達や能力に応じた支援とともに、個人が持つ一つないし複数の障害特性に配慮した、きめの細かい行動療法などを早期から行うことが、もっとも適切な対処法と考えられています。

本人が混乱せずに過ごすこと、社会との良好な関わりが持てること、自尊心を持ち、落ち着いて暮らせること、こうしたことに配慮して症状を予防することが重要なのです。

治療薬の開発

山末教授は「治療薬の開発には製薬企業も注目しています。自閉スペクトラム症は、一〇〇人中約一人に見られる障がいといわれており、社会的に大きな影響があるからです。治療薬候補の物質としては、オキシトシンやバソプレシンが挙げられます。オキシトシンは、社会的コミュニケーションの障がいに関して効果があると考えられており、他者と協力

発達障害・三つの症状

ASD（自閉スペクトラム症）

表情や視線などをうまく使ったり、情報として受け取ったりすることが困難。そのため人とうまくコミュニケーションをとることができない。同じような行動パターンを繰り返す傾向がある

ADHD（注意欠如多動症）

約束を忘れる、物を忘れる、じっとしていられない、他人の反応におかまいなくしゃべり続けるといった特徴

LD（学習障害）

知能の遅れはないのに「読む」「書く」「計算する」などの学習が苦手。一般的には、三つの特性が複雑に重なり、症状が表れる

できるようになるといった作用が期待されています。バソプレシンには、社会的コミュニケーションの障害への改善効果が期待されています」と語っています。

「ゲーム脳」は

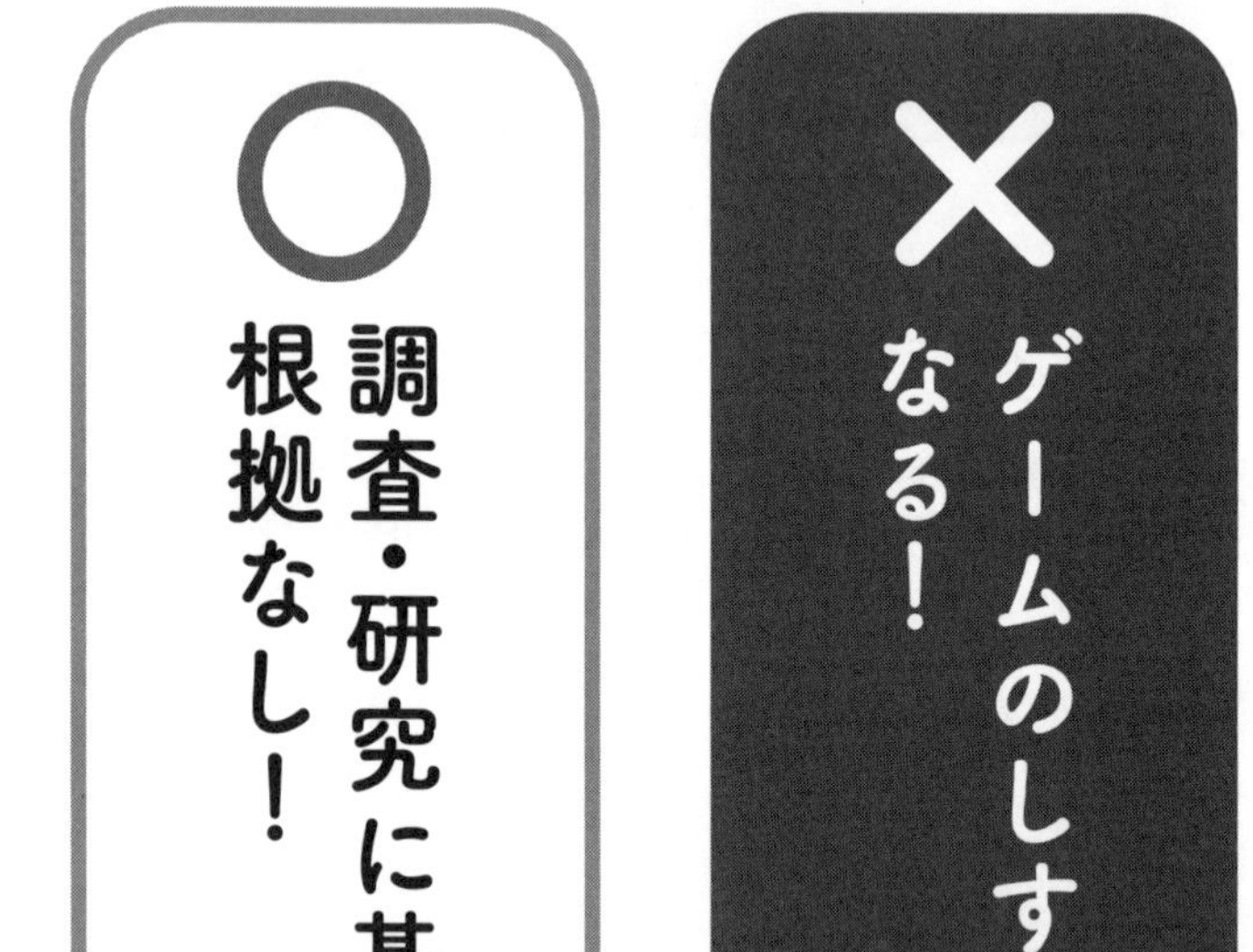
×
ゲームのしすぎで、なる！
○
調査・研究に基づく根拠なし！

？ 森昭雄氏が「ゲームをやりすぎることが前頭葉の機能低下を引き起こし、『切れる』子どもや少年犯罪増加原因に」と言っていますよ？

！ ゲーム脳理論が正しいかどうかを明らかにするには、ゲームを長時間やっているかどうかという点以外には違いがない二つのグループについて、学業成績や問題行動などを比較しなければなりません。しかし、そのような調査・研究は、これまで行われていません。

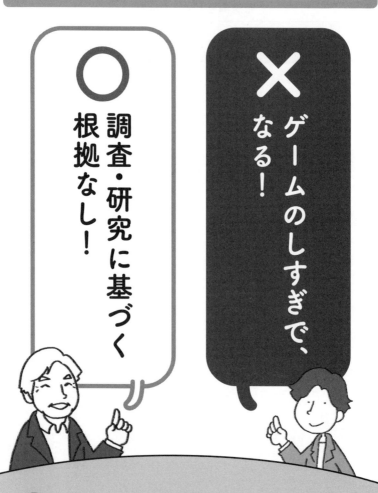

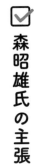

森昭雄氏の主張

森氏は『ゲーム脳の恐怖』という本の二二～二三ページで次のように述べています。

「テレビゲームを長期間おこなっている人の脳波が、重い痴呆の人の脳波にたいへん類似していることがわかりました。(中略)重症になるとゲームをやめても、もとに戻らなくなります。また、さらに重症な人は、ゲームをやっていない時でも、痴呆者と同じような脳波を示します」

精神科医の斎藤環氏による批判

「この本には、アルファ波がまるで異常脳波みたいに書かれてますけれども、そういう事実はありません。このかた(森昭雄氏)は多分、脳波をちゃんととったことがないかたなんですよ。脳波という存在は知ってるけれども、測定をきちんとやったことがないんです、おそらく。脳波をとるときって、普通目を閉じてとるんですが、目を閉じると、だいたいアルファ波優位になるんです。それが正常な状態ですね。で、目を開けると電位の低いベータ波が出てくるわけです。要するに、アルファとベータの逆転って、たったその程度で起こせるんですよ。『この人、脳波とったことないな』って思ったのはそこですよね。アルファ、ベータの差なんてその程度でいくらでも逆転できるということを、経験的にご存じない。アルファもベータも基本的に正常脳波で、しかも簡単に切り替わる。これはむしろ我々にとっては常識ですから、こういう常識がしっかりあれば、〝ベータが多い人がものを考えてて、少ない人はものを考えてない、痴呆だ〟とか、そういうとんでもない論理は出てこないわけですよね」

SF作家の山本弘氏による批判

山本弘氏も『ニセ科学を10倍楽しむ本』（楽工社）や『謎解き超科学』（彩図社）で次のような批判を載せています。

1. 森昭雄氏は脳や神経の研究の専門家ではない。そのため脳波に関する基本的な知識が欠落している。アルファ波を「徐波」（アルファ波より周波数の低い脳波）とするなど『ゲーム脳の恐怖』は間違いだらけである。

2. 本書をよく読むと、「ゲーム中の脳波は、健常者の安静時の脳と似ている」という理屈になってしまう。つまり、「安静にするのは危険」となってしまう。

未成年殺人犯検挙人数と少年人口(10～19歳)10万人当たりの比率

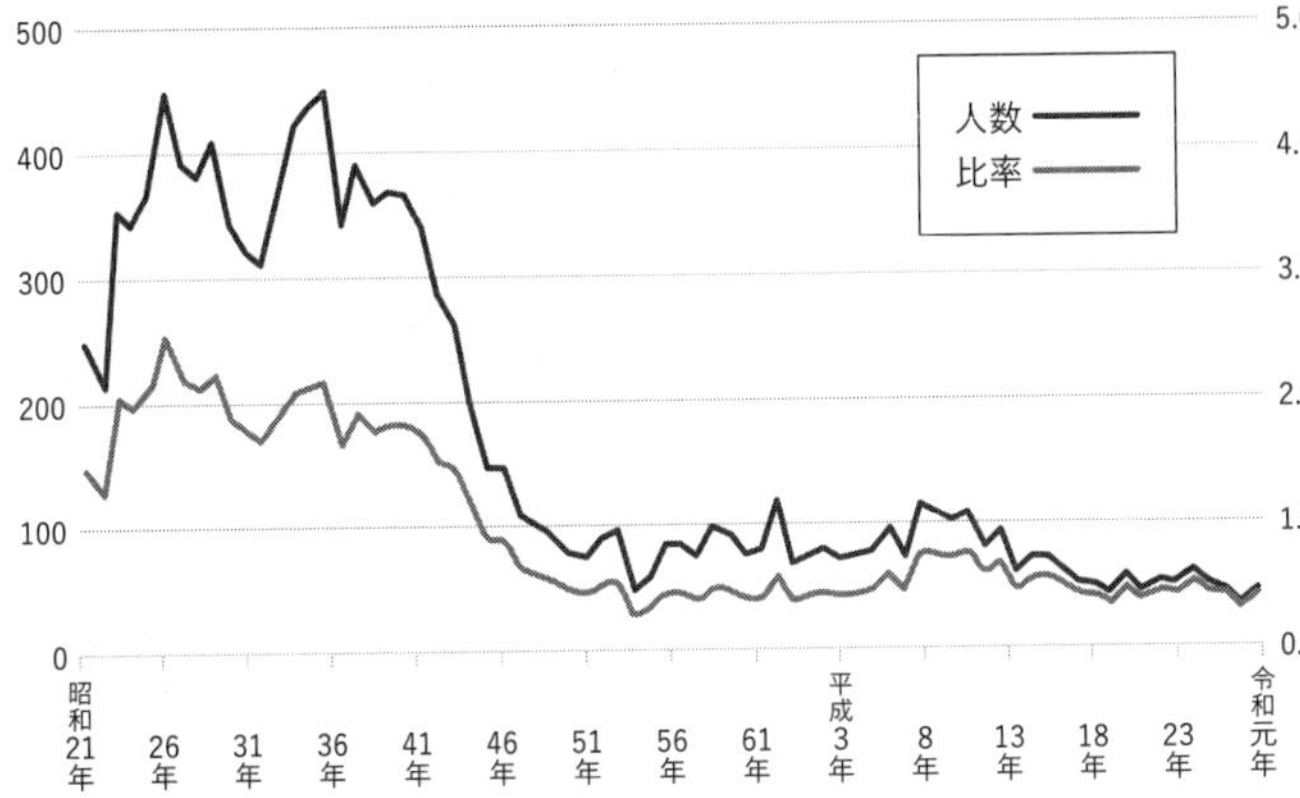

3.「ゲーム脳防止」のために運動を推奨しているが、運動でもゲームでも同じ脳波の動きが出ている。それにもかかわらず、運動はよくてゲームは悪い、としている。

4.独自開発の簡易脳波計は脳波にはデルタ波やシータ波もあるのにアルファ波とベータ波しかはかれないようだ。つくった会社も自動券売機や自動販売機、水分計などをつくっている会社で医療機器メーカーではない。脳波のはかり方もでたらめだ。

5.アメリカでも日本でも、未成年者による殺人事件はこの半世紀で大幅に減少している。暴力的なゲームはむしろ増えているのに、事件は減っている。

三才までに

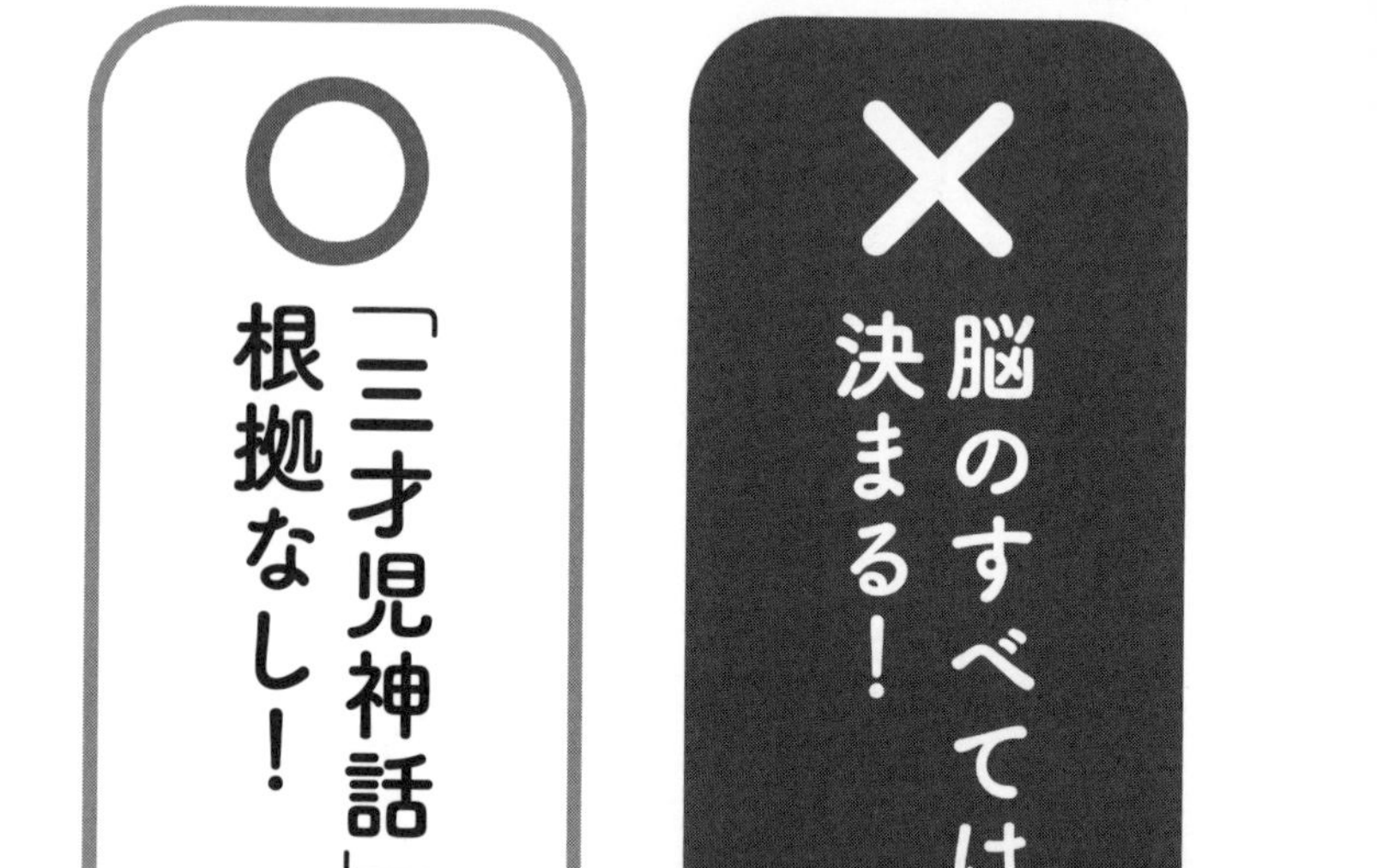

？ 脳の８割ができあがる３才までの環境が将来を決めます！　それまでは母親が子育てに専念すべきでは？

！ 白百合女子大学の菅原ますみ教授の研究によると、子どもが３才未満で母親が働いたとしても、問題行動への影響や、母子関係の良好さなどに関連性は認められません！

「三才児神話」のきっかけ

菅原ますみ教授によれば「子どものために小さいころ（特に三才までは）母親が育児に専念した方がよい」という説が広まったきっかけは、イギリスのボウルビィという精神医学者の一九五一年（昭和二六年）の報告書だということです。

ボウルビィはＷＨＯ（世界保健機関）からの委託を受け、孤児院などで乳児の心身の発達の遅れが多い要因を検討し「母性的な養育が欠けていることがその原因」と指摘したのです。

「当時の日本は父親が働き、母親が家事育児を担うというスタイル。そのスタイルに報告がなじみやすかった。その結果〝三才までは母親が家庭で〟という説が広まっていったのではないか」と菅原教授は分析しました。

子どものために大切なこと

それは母親の心の健康、夫婦仲、保育園などの『保育の質』で、これらは子どもの発達に影響し、問題行動にもつながるとされています。「大切なのは安全な環境で愛情をもって養育されること。それはお母さんだけでなく、お父さん、祖父母、シッター、保育士など、複数の人からでも大丈夫なのです」と菅原さんは言っています。

また四〇年以上、母親に関わるさまざまな『神話』を研究している恵泉女学園大学の大日向雅美学長は「〝三才までが非常に大切な時期〟というのは真実。この時期に愛され、自信を持ち、人を信じる心を育むことは崩してはならない」と言います。ただ「その時期に〝母親が育児に専念しなければいけない〟という点については修正が必要。母親だけでなく、父親や祖父母、地域の人などさまざまなところから愛情を受け取れる」と述べています。

母子関係のみの強調を見直し

厚生省が出した厚生白書（一九九八年版）は、三才児神話によって、「九割近い既婚女性が『少なくとも子供が小さいうちは、母親は仕事をもたず家にいるのが望ましい』という考えに賛成している」という調査結果をあげながら、次のようにこの神話を批判しています。

「母親が育児に専念することは歴史的に見て普遍的なものでもないし、たいていの育児は父親（男性）によっても遂行可能である。また、母親と子どもの過度の密着はむしろ弊害を生んでいる、との指摘も強い。欧米の研究でも、母子関係のみの強調は見直され、父親やその他の育児者などの役割にも目が向けられている。三才児神話には、少なくとも合理的な根拠は認められない」

親の責任の果たし方

厚生白書（一九九八年版）は、さらに次のように述べています。「子育てに他人の手を借りずにすべてを自分でやり遂げるということだけが子育てにおける親の責任の果たし方ではない。仕事と子育ての両立を図る中で、よい保育サービスを選択し、利用しつつ、家庭にいる時間の子どもとの交流を大切にすることがあってもよい。専業主婦であっても、一定時間、保育所の一時保育やベビーシッターを利用するなどして気分転換を図ったり、自分の時間を持ち、適度にストレスを発散することで、より豊かな心で子どもと接することができれば、四六時中子どもの側にいなくともそれは立派な親としての責任の果たし方であり、愛情表現でもある」

脳のはたらきには

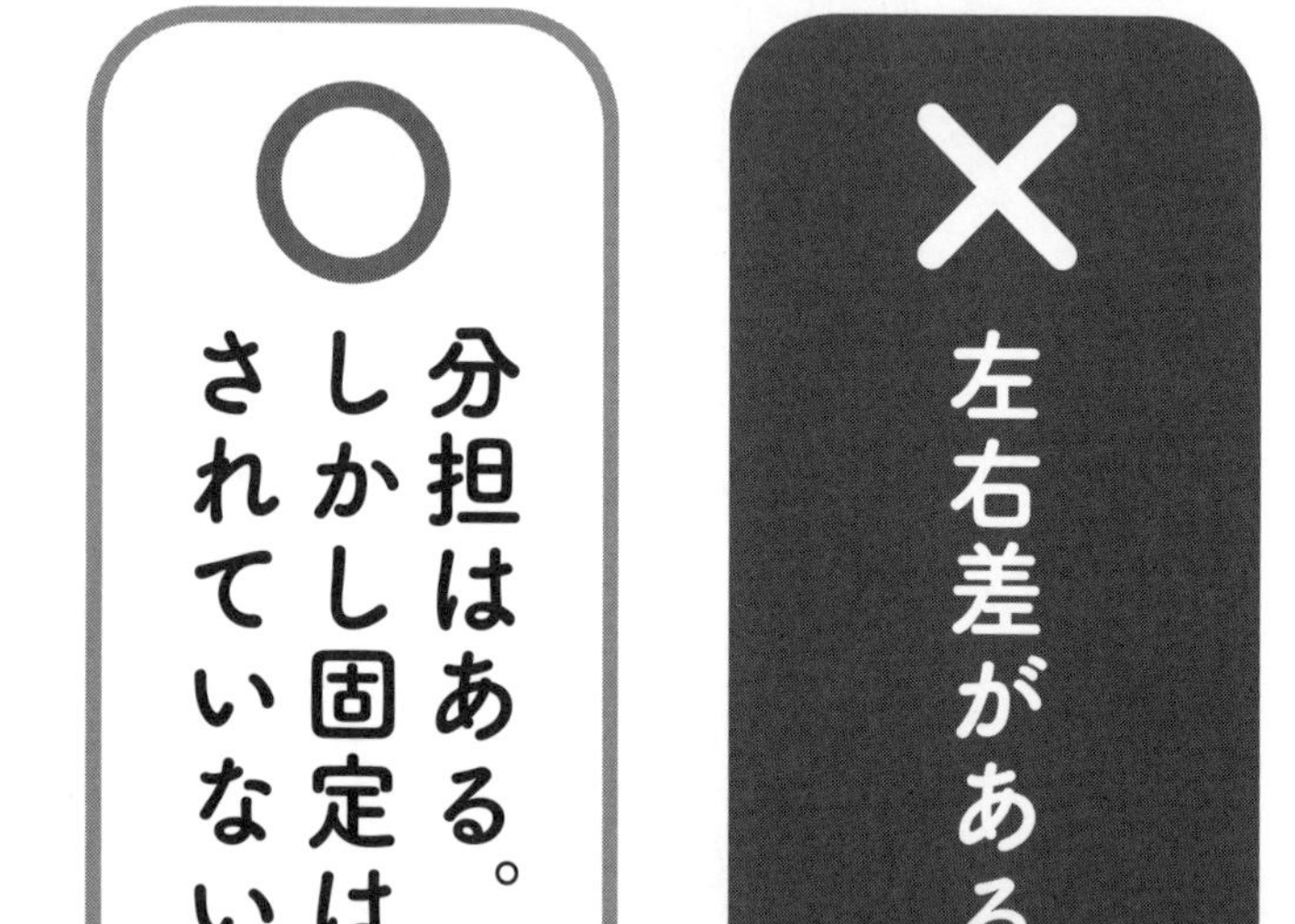

×
左右差がある！
○
分担はある。しかし固定はされていない！

? 左脳は論理を、右脳は情緒をつかさどるんですよね？

! 言語野が左にある以外に根拠はありません。最近の知見では、偏りなく、ほぼ均等に両側を使っているということもわかってきました。（池谷裕二監修『大人のための図鑑　脳と心のしくみ』新星出版社）

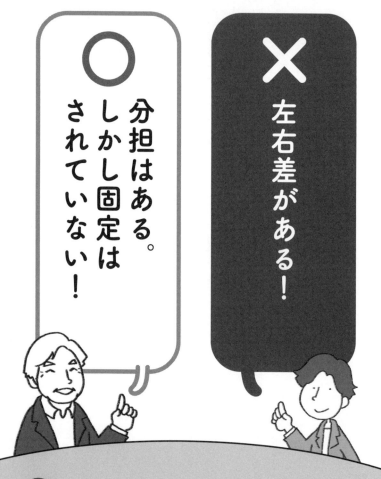

俗説が広まったきっかけ

アメリカ合衆国の神経心理学者ロジャー・スペリーは右脳と左脳に別々の機能があることを発見し、一九八一年にノーベル生理学・医学賞を受賞しました。スペリーとその教え子であるガザニガは、左右の大脳半球を連絡する「脳梁」を切断する手術を受けて左右の大脳が切り離された「分離脳」の患者さんに協力してもらいながら様々な心理学実験を行い、「左右の大脳が独立して働くことができる」ことを示しました。

分離脳に関してスペリーが研究対象としたのは、てんかんという病気を患い、治療のために脳梁離断術を受けた患者さんたちです。けれど、このスペリーらの発見が拡大解釈されて、「右脳派」「左脳派」といった科学的根拠のない俗説が広まったと言われています。

大脳の働きに幾分の左右差があるのは事実ですが、私たちが普段何か行うときに、片側の脳だけを使っていることはほとんどありません。ｆＭＲＩなどの画像検査技術を用いた最近の研究によれば、何事をするにも、両方の脳が使われていることが分かってきています。

脳の左右に、役割分担があるのは事実

脳梗塞等で脳の一部を損傷すると、言語障害になることはよく知られています。脳のこの部分は「言語野」あるいは「言語中枢」と呼ばれ、一般的に左右の大脳半球の片方に偏って存在します。

言語中枢の発現は、利き腕の発現と関係があると考えられていて、右利きの人の多くは左脳側に言語中枢があります。しかし言語中枢は左脳固定でもありません。中には左脳と右脳に機能を分け持っている人もいます。さらには、もともと左脳にあった言語中枢に傷を負ったため、右脳に言語中枢が発生した例も知られています。この例から、脳の役割自体、固定されたものではないことがわかります。

左右差は存在しない

米ユタ大学のジェフ・アンダーソン博士は二〇一三年、科学雑誌「プロス ワン（PLOS ONE）」に機能的磁気共鳴映像法（ｆＭＲＩ）のデータを利用し、七歳から二九歳までの被験者一〇一一人の脳の活動を二年間にわたって比較検討した研究結果を寄稿しました。脳の領域

を七二六六個の区域に分け、そのデータ画像から左脳と右脳のはたらきに個人差があるかどうかということを調べた研究です。

研究結果を解析すると、右脳と左脳のはたらきに有意な個人差はないことがわかりました。もっぱら右脳がはたらく、あるいはもっぱら左脳がはたらくということはない、つまり右脳人間、左脳人間というのはいないということです。

「脳の機能が左右で分かれているのは紛れもない事実。言語はたいてい左脳で処理され、注意は右脳で処理されることが多い。だが脳のネットワークにおいて、どちらかの半球がより多く使用されるということはない」と、アンダーソン博士は語っています。

ネット上には科学的根拠に乏しい理論を元に、右脳を鍛えることを謳った教材なども散見されます。さらに右脳の力を伸ばす教育を掲げる幼稚園や「バイオリンを演奏することで右脳が活性化され学力が向上する」という理由で、全員にバイオリンを購入させ授業のカリキュラムで三年間習わせる私立中学校なども存在しますので、要注意です。

おわりに

さて、本書を読まれていかがだったでしょうか。

私は、「本書の内容はほとんど知っていた」という人ではなく、「えーっ、そうだったのか！知らなかった内容が多かった」という人を念頭に書いてきたつもりです。

本書でもそれらの中のいくつかはを見てきましたが、ニセ科学にはどんなものがあるでしょうか。

細かく見て行くといろいろありますが、大まかにいくつかを列挙してみましょう。

●がんが治るとする健康食品・サプリ
●がんが治るとする非標準治療
●健康になるという健康食品・サプリ
●ダイエットができるとする健康食品・サプリ
●健康によいとする水

●ホメオパシー
●経皮毒
●デトックス
●着けると健康によいというゲルマニウムやチタン製品・トルマリン製品
●マイナスイオン
●ゲーム脳
●「人間の脳は全体の一〇パーセントしか使っていない」「右脳人間・左脳人間が存在する」などの神経神話
●水からの伝言
●EM菌
●血液型性格判断
●マンションなどの水道水パイプの赤さびをある特別の技術で黒さびに変える

わが国の大人は「科学は大切だと思うが、興味関心無し」という人が多いです。「科学はわからないけど科学は大切だ、信頼している」と思っているので一見科学っぽいものに惹かれる傾向があります。科学と無関係でも、論理などは無茶苦茶でも、科学っぽい雰囲気をつくれれば、ニセ科学をほいほいと信じてくれる、信じやすく素直な人たちがいます。

実は科学的な根拠はないニセ科学の説明がはびこっているのは、科学への信頼感を利用しているのです。

とくに健康と食については、書店に並ぶ本、現代の口コミであるインターネットなどはほとんどがニセ科学に塗れています。それで、「これを買って摂れば健康にいい」と納得させようと必死です。お金がなくなるだけではありません。ことは生命にかかわります。

通常の治療を否定して治る病気を悪化させたりして取り返しのつかないことになったりします。

わが国は世界でも有数の長寿国になって、わが国の大人には健康への異常とも言える執着があるようです。そしてお金も少々もっています。その中の「素直に信じ込みやすい人」がねらわれやすいです。

ニセ科学を信じると、お金も時間も、場合によっては心まで奪われて、行動も支配されてしまいます。ニセ科学は際限なく現れますから、一つ一つに対して具体的な反論、反証が必要で、効果的な対策はありません。

ですが、だまされないために、心がけておきたいことが三点あります。

1　たった一つのもので、あらゆる病気が治ったり、健康になったりすることはない。
2　お金がかかり過ぎるのはおかしい。
3　当たり前の科学の常識に従う――バランスのよい食事を心がけ、常に明るく過ごし、気心の知れた友達を作り、やり甲斐のある仕事をし、ほどよい運動を行う。

本書が、ニセ科学に引っかからないセンスと知力――科学リテラシーの育成に少しでも手助けになると嬉しいです。

最後になりますが、読者にわかりやすく示そうと編集に努力してくれた大場元気さん、私の似顔絵など本書のイラストを描いてくれた鈴木まどかさん、原稿を読んでくれてそのチェックをしてくれた（株）ＳＡＭＡ企画代表の左巻惠美子さんに感謝いたします。

左巻健男（さまき・たけお）

東京大学非常勤講師。元法政大学生命科学部環境応用化学科教授。千葉大学教育学部理科専攻（物理化学教室）を卒業後、東京学芸大学大学院教育学研究科理科教育専攻（物理化学講座）を修了。中学校理科教科書（新しい科学）編集委員。法政大学を定年後、精力的に執筆活動や講演会の講師を務める。

『面白くて眠れなくなる化学』『怖くて眠れなくなる化学』（PHP研究所）、『身近にあふれる「科学」が3時間でわかる本』『身近にあふれる「微生物」が3時間でわかる本』（明日香出版社）、『絶対に面白い化学入門 世界史は化学でできている』（ダイヤモンド社）など著書多数。

本当に危ない！「健康常識」のニセ科学

2024年5月6日　初版第1刷発行

著者	左巻健男
発行人	櫻井秀勲
発行所	きずな出版 東京都新宿区白銀町1-13　〒162-0816 電話：03-3260-0391　振替00160-2-633551 https://www.kizuna-pub.jp/
ブックデザイン	金井久幸＋横山みさと［TwoThree］
イラスト	すずきまどか
DTP	キャップス
印刷・製本	モリモト印刷

ISBN978-4-86663-222-3